Cécile Bertin est la rédactrice en chef de *Running pour Elles,* le premier magazine dédié à la course à pied pour les femmes. Journaliste pour *Vital* et *MCS Bien-Être,* maman de quatre enfants, elle est la première Française à faire partie du Seven Continents Club, le club très fermé de ceux qui ont couru un marathon sur les sept continents. Son site Web : www.runfitfun.fr

Maquette : PCA
Illustrations : Fotolia et Delétraz (p. 58 et 163)

17, rue du Regard
75006 Paris – France
ISBN : 979-10-285-0099-3
ISSN : 2425-4355

C'EST MALIN
POCHE

CÉCILE BERTIN

LE RUNNING AU FÉMININ

Inclus :
vos carnets d'entraînement à télécharger !
Rendez-vous à la dernière page !

LEDUC.S ÉDITIONS

SOMMAIRE

INTRODUCTION

QUI SUIS-JE ?

Je suis une coureuse « normale », une mère de famille qui a décidé un jour de bouger un peu. Je n'ai aucun passé sportif, à part la danse classique (et encore je n'ai pas fait l'Opéra !), je ne faisais rien. Pour mon plus grand bonheur, j'étais même dispensée de sport au lycée à cause d'une scoliose qui me fait souffrir depuis l'adolescence. Pourtant, un jour, pour des raisons un peu trop longues à expliquer ici, je me retrouve au départ de la Parisienne mais surtout je me retrouve à l'arrivée de cette course ! Et j'enchaîne avec le Raid Amazone, un raid multisport où je survie au kayak, au VTT et autre course d'orientation. Moi, la fille élevée dans l'idée que le sport ce n'est pas pour moi, je dois me rendre à l'évidence : j'aime ça.

Tellement euphorique à cette idée, j'enchaîne les projets les plus fous : la Parisienne ne me suffit pas, je veux un marathon et quitte à en courir un, autant que ce soir le légendaire New York. Réussir à courir la distance mythique sans m'écrouler va bouleverser ma vie au-delà de mes espérances. J'enchaîne alors les courses, de plus en plus longues, de plus en plus lointaines. Déserts, banquises, montagnes, j'essaye tout. Je change même de profession pour vivre ma passion pleinement, avec une volonté profonde de faire partager au plus grand nombre mon expérience pour les convaincre que si moi j'ai pu courir un marathon, eux aussi pourront un jour courir 10 km. Si moi l'ado complexée dans son jogging difforme au collège a pu le faire, vous le pourrez. Alors lancez-vous ! Et n'oubliez jamais la fable de La Fontaine, celle du lièvre et de la tortue... Quel que soit votre niveau, votre âge, vous allez vous surprendre, croyez-moi !

1

IL FAUT BIEN DÉBUTER UN JOUR...

Chapitre 1

Les mille et un avantages de la course à pied

POURQUOI COURIR ?

Cette question, vous vous l'êtes forcément posée un jour. Quels avantages à pratiquer un sport d'endurance plutôt que le yoga (très bon au demeurant, ne me faites pas dire ce que je n'ai pas dit !) ? Eh bien les raisons sont multiples mais la première qui vient à l'esprit, c'est évidemment l'impact bénéfique sur votre santé. Depuis quelques années, les scientifiques se sont penchés sur le sujet et des dizaines d'études sont sorties, toutes plus convaincantes les unes que les autres... Pas de doute : le sport c'est bon pour la santé !

La pratique régulière de la course à pied peut vous aider à maigrir

Si j'ai choisi ce premier argument en faveur de la pratique régulière de ce sport, ce n'est pas par hasard. Il ne faut pas se voiler la face, si on voit fleurir des femmes coureuses au printemps, c'est en grande partie parce que le bikini pointe à l'horizon. Alors je vous arrête tout de suite : si vous espérez perdre cinq kilos en trois footings, passez votre chemin. La course à pied est une parfaite alliée dans un plan d'amaigrissement, mais il vous faut envisager un régime alimentaire simultanément si vous voulez obtenir un résultat concret. En revanche, avantage non négligeable, lorsque vous aurez atteint votre objectif « poids », courir va vous aider à le maintenir. Tous les nutritionnistes, médecins et autres diététiciens sont d'accord là-dessus : il faut une activité physique régulière si on veut éviter l'effet yo-yo. On estime que, pour être efficace, il faut courir trois fois 45 minutes par semaine. Bien sûr, il ne s'agit pas de faire ça dès la première semaine, mais avec le temps vous verrez que vous allez y arriver et surtout y prendre du plaisir.

La pratique régulière de la course à pied aide votre cœur à rester jeune

C'est ce qu'on appelle « l'effet entraînement ». Votre système cardio-vasculaire va s'adapter petit à petit à votre nouvelle vie de sportive. Au début il râlera peut-être un peu, mais très vite il va se renforcer, travailler plus efficacement pour fortifier les vaisseaux sanguins. Du coup, votre sang circule mieux, s'oxygène mieux et vous courez mieux. Bref, c'est tout bénéfice pour vous et surtout pour votre santé.

7 BONNES RAISONS MÉDICALES DE PRATIQUER LA COURSE À PIED

① **Cancer :** les personnes physiquement actives ont moins de cancers que les personnes sédentaires. En effet, le risque de développer une tumeur maligne du sein est deux fois moins élevé chez les coureuses que chez les femmes sédentaires. Cela s'applique également au cancer du côlon. La course à pied, en accélérant le transit intestinal (autre avantage pour nous les femmes souvent constipées par un rythme de vie stressant),

→

diminue l'exposition de la paroi du gros intestin à des agents cancéreux. Et pour celles qui douteraient encore, se maintenir à un poids stable moyennant la pratique régulière d'une activité sportive permet également de limiter les risques de cancer de l'endomètre.

② **Arthrose :** l'exercice diminue le risque en renforçant les muscles et les os et en améliorant la lubrification des articulations.

③ **Dépression :** l'exercice favorise la libération dans le cerveau de certaines substances comme les endorphines et la sérotonine, parfaites pour remonter le moral. On peut limiter sa consommation de psychotropes avec la course à pied.

④ **Diabète de type II :** la pratique régulière de l'exercice physique est imbattable pour prévenir l'apparition de cette maladie, en progression constante dans notre pays car elle met au repos le pancréas.

⑤ **Insomnie :** un peu d'exercice vous aidera à vous endormir et à passer une bonne nuit. C'est en effet un excellent somnifère naturel.

⑥ **Maladies coronariennes :** l'activité physique augmente le taux de bon cholestérol, diminue l'hypertension artérielle, la prise de poids localisée au niveau abdominal et chasse

→

l'anxiété, tous facteurs de risque majeurs de la maladie cardiaque. Évidemment, l'arrêt du tabac est conseillé, puisque, pour une femme, les risques de souffrir d'une maladie cardio-vasculaire sont cinq fois plus importants quand on fume et que l'on prend la pilule. Courir régulièrement peut vous aider dans l'arrêt du tabac tout en limitant la prise de poids quelquefois difficile à accepter et qui entraîne souvent des rechutes.
⑦ **Ostéoporose :** des études médicales ont démontré l'efficacité de la pratique de la course à pied pour retarder l'apparition de cette maladie. Contrairement à ce qu'on pourrait penser de prime abord, courir aide à régénérer les os. Et qui dit os plus forts dit ostéoporose repoussée !

La pratique de la course à pied va vous faire rajeunir de 14 ans !

Je dis souvent que la pratique régulière de la course à pied nous fait gagner dix ans. Figurez-vous que c'est encore mieux ! Une étude faite par la très sérieuse Université de Cambridge et le Medical Research Council a prouvé que, associée à une alimentation équilibrée avec fruits et légumes, une faible consommation d'alcool et l'absence de cigarettes, elle nous fait gagner non pas dix ans mais quatorze ans sur notre espérance de vie ! Et surtout, la pratique régulière de ce sport permet non seulement de vivre plus longtemps mais aussi en meilleure santé.

De même, plusieurs études tendent à montrer l'intérêt de la pratique régulière d'un sport et plus particulièrement de la course à pied, pour vivre mieux sa ménopause. Entre l'intérêt de limiter la prise de poids surtout au niveau du ventre, la circulation sanguine facilitée (n'oubliez pas que, à partir de cette période, nos hormones ne nous protègent plus des maladies cardio-vasculaires) et le moral au beau fixe, voilà tous les effets secondaires de cette période, à laquelle vous n'échapperez pas, qui sont concernés.

Ne croyez pas qu'il est trop tard pour vous y mettre. Si vous saviez le nombre de femmes de plus de 50 ans que je rencontre sur les courses, qui s'y sont mises sur le tard, comme on dit. Beaucoup se sont lancées sur les routes quand leurs enfants sont partis, quand elles ont eu un peu de temps pour elles, et pour rien au monde elles ne laisseraient leur place dans les courses auxquelles elles participent régulièrement.

Alors on sort les baskets, on croque des pommes et on court faire le plein de courgettes !

La pratique de la course à pied, c'est bon pour le moral !

Bien sûr, vous vous dites : si ce sport me permet d'avoir la cuisse ferme, le visage rayonnant et de faire dix ans de moins que mon âge, forcément je vais avoir le moral au beau fixe. Mais en fait il y a aussi une raison plus chimique à tout cela, à cet état de « nirvana » et même de manque lorsque vous ne courez pas (ne rigolez pas je vous jure que c'est vrai !). En courant, votre corps va sécréter de façon plus abondante des endorphines appelées aussi « hormones du bonheur ». Tout un programme me direz-vous ! Et pourtant c'est vrai et vérifié de façon rigoureuse par des études cliniques de plus en plus nombreuses sur ce

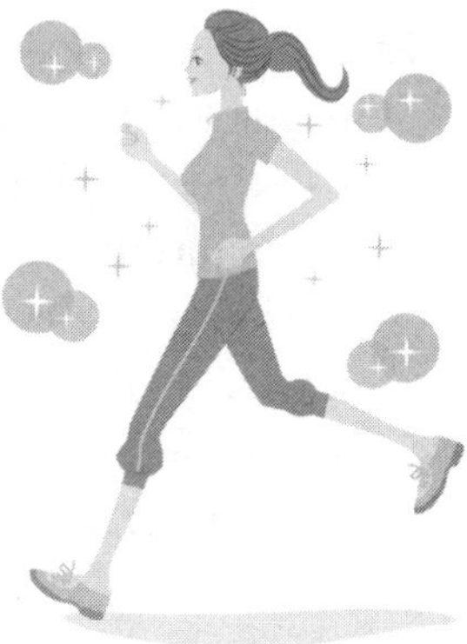

sujet. Ces fameuses endomorphines améliorent votre humeur et bloquent les récepteurs de la douleur. Cela va même plus loin puisqu'il a été démontré que la pratique de la course à pied est aussi efficace que les médicaments dans la lutte contre la dépression légère.

Autre avantage : une aide pour prendre confiance en soi. Quand vous vous fixez un objectif précis, à savoir faire trois fois le tour du lac sans vous arrêter, finir votre première course, que ce soit un 5 km ou un 10 km, courir 1 heure sans avoir l'impression de traîner toute votre famille dans une remorque, vous atteignez l'objectif que vous vous étiez fixé. Vous avez peut-être mis du temps pour y arriver mais vous l'avez fait et ça, c'est très important pour établir l'estime de soi.

Et si cela ne suffit pas à vous convaincre, rappelez-vous que le sport permet aussi :
- d'avoir un joli teint grâce à une meilleure oxygénation des tissus (n'oubliez pas l'écran total pour la prévention des rides !) ;
- de garder la ligne, affiner sa taille, ses jambes, ses bras et son ventre ;
- d'améliorer les sensations de jambes lourdes.

Moi, je dis : si avec ça vous n'êtes pas convaincue je jette l'éponge !

MES SOUVENIRS

LA PARISIENNE

Je me souviendrai toute ma vie de ma première course, La Parisienne, soit 6,5 km parcourus dans les rues de Paris et l'impression d'être une héroïne en passant la ligne d'arrivée. Je ne me suis pas arrêtée en si bon chemin et, franchement, je ne pouvais pas imaginer que quelques années plus tard ce serait la ligne d'arrivée d'un marathon que je franchirais. Mais ce jour-là ma vie a vraiment changé. Cela m'a ouvert des horizons que je ne soupçonnais pas. J'ai découvert en moi une femme que je ne connaissais pas, que j'avais peut-être ignorée jusque-là mais dont j'étais vraiment ravie de faire la connaissance en ce beau jour de septembre.

Chapitre 2

Apprendre à vous organiser pour tout concilier

SEULE OU ACCOMPAGNÉE ?

Plusieurs éléments sont à prendre en compte avant de vous décider : vos horaires de disponibilité sont bien sûr au cœur de votre décision. Certaines d'entre nous ont des horaires décalés, des enfants à la maison, sans conjoint pour prendre le relais... Bref, chaque cas est différent mais toutes, si nous le voulons bien, nous pouvons trouver le temps de nous entraîner.

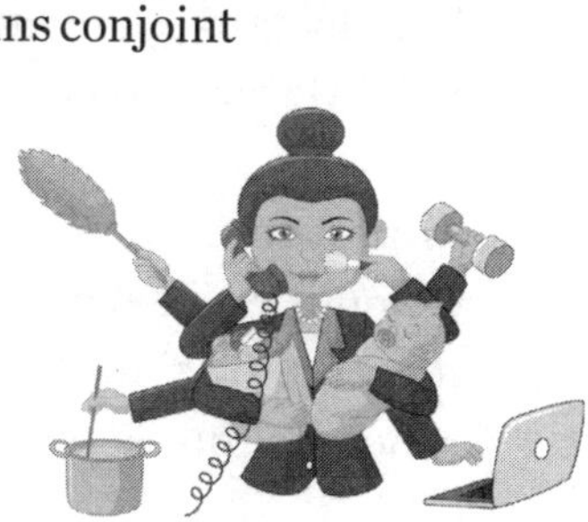

Seule

Là encore, tout dépend de votre objectif. Si vous désirez juste faire de la course à pied un moment tranquille à vous, où vous partez pendant une heure dans la campagne, dans un parc vous aérer, lecteur MP3 sur les oreilles ou non, vous pouvez tout à fait vous entraîner seule.

Si vous souhaitez préparer une course en particulier, vous trouverez dans cet ouvrage des plans d'entraînement pour débuter. Quand le virus sera pris et que plus rien ne vous arrêtera, vous pourrez sans problème vous reporter à la presse spécialisée running, qui regorge de plans tout faits.

N'hésitez pas, lorsque vous débutez, à vous fixer un but : participer à ma première course dans six mois par exemple. Avec un objectif à tenir, vous trouverez du courage lorsque l'hiver sera là et le canapé beaucoup plus tentant que la paire de runnings...

Mais seule ne veut pas dire sans copines ! Ce qu'il y a de bien avec elles c'est qu'il y en a toujours une plus motivée que les autres, qui rebooste tout le monde pour aller s'entraîner.

Et puis, le temps passe tellement plus vite en papotant. Autre avantage non négligeable avec le groupe de copines papoteuses, c'est qu'il vous permet de ne pas risquer de courir trop vite. Lorsqu'on débute la course à pied, on travaille surtout l'endurance, la résistance sur la durée. Chaque sortie est prétexte à aller un peu plus loin, à courir un peu plus longtemps. Si vous êtes capable de parler pendant que vous courez, c'est que vous êtes bien en endurance. Au fur et à mesure que votre entraînement portera ses fruits, votre vitesse augmentera elle aussi.

Accompagnée

La course à pied reste un sport à part entière qui demande de connaître certaines règles pour pouvoir progresser et éviter de se blesser. Même si vous êtes débutante et surtout si vous l'êtes, n'hésitez pas à vous adresser à des professionnels, coach FFA ou privé, ils sont là pour vous aider et vous conseiller. N'hésitez pas à vous renseigner auprès du service des sports de votre mairie. Vous pouvez également vous renseigner auprès des magasins de sport spécialisés qui sont de plus en plus nombreux à proposer des sorties encadrées comme certaines organisations de courses qui offrent un service de coaching inclus au prix du dossard. Partez d'un principe simple, vous n'iriez pas sur une piste noire en ski sans avoir pris des cours avant non ? Là, c'est pareil !

En club

Pour beaucoup de personnes, et surtout pour les filles, qui dit « club » dit « pro » ! On imagine tout de suite des mobylettes lancées à fond sur la piste d'athlétisme du coin. Et nous, avec notre petite course féminine, on ne se sent pas vraiment au niveau. Eh bien détrompez-vous ! Tous les niveaux sont souvent représentés au sein d'un club, du débutant au plus confirmé. Des groupes de niveaux sont constitués. S'entraîner ensemble, il ne faut pas se mentir, est souvent une source de motivation supplémentaire. Il y a même des groupes « loisirs » qui permettront à la débutante que vous êtes de trouver des coureurs ou des coureuses de votre niveau. Je vous l'ai déjà dit, et je suis bien placée pour le savoir : un jogging en papotant passe beaucoup plus vite qu'un jogging toute seule !

Là encore, ce type d'engagement peut vous aider à trouver la motivation nécessaire l'hiver quand les jours raccourcissent autant que la liste de vos bonnes résolutions prises en septembre, vous savez celle où vous avez écrit : du sport toutes les semaines je ferai, une alimentation équilibrée chaque jour j'aurai, les fraises et les crocodiles (je ne parle pas des oursons en guimauve, ils sont hors catégorie) définitivement j'arrêterai... Bref, là encore, l'effet groupe peut jouer en votre faveur et surtout en faveur de ce superbe petit maillot que vous vous êtes acheté en solde à la fin des vacances en vous jurant que, l'année prochaine, c'est sûr vous seriez au top dedans.

Vous trouverez la liste des clubs affiliés, soit auprès de votre mairie, soit auprès de la FFA.

CHOISISSEZ VOTRE HORAIRE IDÉAL POUR VOUS ENTRAÎNER

Cette question revient souvent sur les forums de discussion : quelle heure choisir pour son entraînement ? Y a-t-il de bonnes ou de mauvaises heures ?

Je vais vous présenter les avantages et les inconvénients des horaires classiques et à vous de faire votre choix (si vous avez le choix... ce qui n'est pas toujours évident lorsqu'on doit tout concilier).

Le matin

⊕ Avantages

- On ne risque pas de perturber son sommeil avec des efforts trop violents. En effet beaucoup de coureurs se plaignent de souci d'endormissement après une séance un peu rapide. Votre cœur va mettre un peu de temps à reprendre son rythme normal. On déconseille les sorties vraiment tardives.
- On est forcément plus en forme que le soir...
- On peut prendre un petit déjeuner équilibré avant ou après puisqu'on est chez soi.
- On économise le temps consacré au déshabillage, douche et rhabillage.

⊖ Inconvénients

- Le corps est encore endormi, donc il faut faire attention à pas trop forcer (d'où l'intérêt du matin pour les séances à jeun et l'endurance).

- Il faut essayer de faire des étirements avant de partir pour retrouver la souplesse musculaire nécessaire et éviter tout problème. Mieux vaut éviter de se jeter sur le bitume en bâillant !
- On risque davantage de courbatures, surtout si on enchaîne avec une journée assise derrière un bureau.
- Il est difficile d'envisager une séance intensive. L'organisme n'est pas assez réveillé pour cela.
- On s'entraîne souvent seule... Pas facile de trouver quelqu'un à une heure matinale !

Pour conclure, l'idéal pour les séances du matin est de placer l'entraînement assez tard. À 10 ou 11 heures, vous êtes sûre d'être efficace pour tout type de séance.

À midi

⊕ Avantages

- On ne risque pas les effets secondaires sur le sommeil qui apparaissent généralement avec les séances plus tardives.
- On récupère mieux.

- On est plus efficace pour son travail l'après-midi du fait de la libération d'adrénaline dans le sang.
- Pour les plus aguerries ou celles qui préparent une course bien particulière, la force musculaire, la température corporelle et les aptitudes aux efforts anaérobies sont à leur niveau optimal. Vous pouvez faire des séances spécifiques et travailler votre vitesse.

⊖ Inconvénients

- Pour être efficace, il faut vous alimenter correctement et ce dès le petit déjeuner qui va vraiment devenir le repas le plus important de la journée.
- Il faut donc avoir le temps de prendre un vrai petit déjeuner inspiré du breakfast anglo-saxon avec apport de protéines et de graisses. Pas facile pour les adeptes du café avalé à la va-vite...
- Il ne faut pas oublier de prendre un léger encas 30 minutes avant sa séance, type barre de céréales ou fruits secs pour éviter l'hypoglycémie. Pas toujours facile lorsqu'on travaille.
- Il faut penser à s'hydrater tout au long de l'après-midi. Une boisson de récupération

ou boisson gazeuse (de l'eau bien sûr !) sera l'idéal.

En conclusion, la séance de midi demande une légère organisation et surtout une pause déjeuner importante pour concilier préparation, entraînement, douche (on a pitié de ses voisins !) et un déjeuner qu'il faut essayer de prendre équilibré. Il serait dommage, en effet, de perdre tous les bienfaits d'une séance de sport avec un repas totalement déséquilibré.

Le soir

⊕ Avantages

- Après une journée de travail quelquefois stressante, cela peut faire du bien d'aller se défouler un peu avant de rentrer chez soi.
- C'est l'heure où les vitesses et les récupérations sont les meilleures.
- L'heure est idéale pour atteindre ses objectifs de performance.
- L'énergie est à son maximum trois heures après une petite collation ou cinq heures après un déjeuner équilibré et riche en glucides.

- On peut trouver plus facilement des séances en club et courir ainsi en groupe avec tous les avantages de la motivation de groupe.

⊖ Inconvénients

- Quand on a des enfants ou certaines charges importantes cela retarde encore plus le retour à la maison. Au niveau de l'organisation familiale ce n'est pas toujours simple.
- La journée de travail peut déborder et entraîner l'annulation de la séance prévue. La fatigue de la journée accumulée est souvent une difficulté supplémentaire à gérer.
- On risque des problèmes d'endormissement. En effet, en courant on libère beaucoup d'adrénaline et de noradrénaline qui sont nuisibles à la qualité du sommeil.

Bref vous l'aurez compris, il n'y a pas vraiment d'horaire idéal : à vous de voir, en fonction de votre emploi du temps, l'organisation qui pourra le mieux vous correspondre. L'idéal serait bien sûr de panacher. Si l'on voulait faire simple, on pourrait dire : le matin la séance d'endurance, l'après-midi la séance de vitesse, le soir la séance de travail de la vitesse. La sortie longue est traditionnellement casée le week-end.

De toute façon, si vous demandez autour de vous, tout le monde aura sa propre version de la chose. Entre les adeptes des sorties à jeun au petit matin, ceux qui sèchent la cantine pour s'entraîner et ceux qui foncent se changer aux toilettes en fin de la journée pour arriver à l'heure à l'entraînement, chacun pense que sa solution est la meilleure.

MES CONSEILS

TROUVER LE BON HORAIRE

Je vous dirai une seule chose : faites ce que vous pouvez, quand vous le pouvez mais faites-le ! Pour une mère de famille qui travaille, la solution de la sortie très matinale, avant que la famille soit réveillée, est souvent retenue. Il n'est pas facile de s'entraîner le soir quand il faut récupérer les enfants et gérer la maison. Mais il ne faut pas hésiter à déléguer et ne pas vous sentir coupable. Ce n'est pas parce que vous prenez du temps pour vous que vous êtes une mauvaise mère ou une mauvaise épouse, compagne, copine (cochez la bonne case !). Si vous avez un conjoint mettez-le à contribution. Je peux vous dire en toute connaissance de cause qu'il vaut mieux rentrer une heure plus tard, détendue, contente

→

de s'être défoulée sur une piste, que de se surprendre à faire la même chose sur ses enfants. Et puis voir leurs yeux pleins d'admiration quand vous allez rapporter votre première médaille vaut tout l'or du monde !

DES PETITS TRUCS PIQUÉS AUX COPINES

Vous pouvez partir le matin avec un sac à dos et vos affaires de running pour rentrer chez vous le soir en courant au lieu de prendre métro ou RER.

Certaines font l'inverse et partent en courant au bureau. Elles ont une tenue de rechange sur place et deviennent, s'il n'y a pas de douche sur leur lieu de travail (ce qui est le plus fréquent), les reines des lingettes !

C'est vrai que ce n'est pas toujours facile de faire sa sortie à l'aube mais cela a l'avantage de vous donner la pêche pour la journée qui s'annonce. Vous pouvez évidemment plus facilement courir à jeun, ce qui est une bonne solution lorsque vous envisagez la course à pied comme un moyen de perdre du poids. Cela permet aussi, si vous avez des enfants et la chance d'avoir le papa auprès de vous, de vous répartir les tâches : à vous le matin sportif, à lui de conduire les enfants le matin à l'école, et le soir vous inversez.

Chapitre 3

Et vous, où en êtes-vous ?

Ça y est, vous êtes décidée, je vous ai convaincue : la course à pied est le sport qu'il vous faut, celui que vous attendiez sans trop espérer. Maintenant il s'agit d'être raisonnable et de ne pas se lancer comme ça sur les routes sans faire une petite révision générale On ne s'affole pas non plus, pas la peine de creuser le trou de la Sécurité sociale à vous seule : rendez visite à votre médecin généraliste, celui qui vous connaît. Il sera le plus apte à vous prescrire d'éventuels examens complémentaires s'il le juge nécessaire. C'est à vous d'être honnête avec lui pour éviter tout problème ultérieur. De toute façon, dites-vous bien que cette consultation ne sera pas inutile et qu'il vous faudra passer par la case médecin pour obtenir le certificat médical qui vous permettra de participer aux courses que vous n'allez pas manquer de faire. La législation est devenue très stricte à ce sujet et ce certificat vous servira pendant une année entière. À vous de faire fonctionner la photocopieuse.

Si vous annoncez que vous avez l'intention de vous mettre à la course à pied, vous devriez très vite entendre les oiseaux de mauvais augure et des phrases du style : « Tu as entendu ? Il y a eu un mort sur le marathon de Barbotte-les-oies, tu devrais faire gaffe quand même ». On se calme ! Tous les chiffres le prouvent : vous avez beaucoup plus de chances de vivre longtemps et en pleine forme, si vous faites du sport, plutôt que l'inverse. Il suffit de vous reporter au chapitre 1 du livre pour vous en convaincre.

FAITES VOTRE BILAN DE SANTÉ

Un bilan cardiaque est-il nécessaire avant de reprendre ou de commencer la course à pied ?

Pour écarter tout danger et partir sur les routes de France l'esprit tranquille, il est recommandé aux personnes de plus de 45 ans, hommes ou femmes, de faire un bilan cardiaque comprenant un électrocardiogramme et un test d'effort.

Avant cet âge, ce bilan cardiaque n'est pas systématique. Mais les médecins du sport conseillent de répondre à un certain nombre de questions avant de sauter la case « cardio ».

① Votre médecin vous a-t-il déjà dit que vous souffriez d'un problème cardiaque et que vous ne deviez participer qu'à des activités physiques prescrites et approuvées par un médecin ?
② Ressentez-vous une douleur à la poitrine lorsque vous faites une activité physique ?
③ Durant le dernier mois, avez-vous ressenti des douleurs à la poitrine lors de périodes autres que celles où vous participiez à une activité physique ?
④ Éprouvez-vous des problèmes d'équilibre reliés à un étourdissement ou vous arrive-t-il de perdre connaissance ?
⑤ Souffrez-vous de problèmes osseux ou articulaires qui pourraient être aggravés par une activité physique ?

⑥ Prenez-vous actuellement des médicaments pour contrôler votre pression artérielle ou un problème cardiaque ?

⑦ Selon vous, existe-t-il une autre raison qui vous empêcherait de faire de l'exercice ou de pratiquer une activité physique ?

Si vous avez une seule réponse positive à l'une de ces questions, n'hésitez pas à en parler à votre médecin. Il écartera tout risque et vous permettra de commencer la course à pied en toute sérénité.

ÉVALUEZ VOTRE FORME PHYSIQUE

Ça y est, tout va bien : votre médecin vous a donné le feu vert, vous avez acheté une tenue toute neuve, trop belle, que vous voulez absolument montrer à vos copines coureuses (ou coureurs bien sûr...), vous avez découvert le plaisir de porter des chaussures sans talons aiguille, confortables comme des chaussons, bref vous êtes prête ! Maintenant il faut passer aux choses sérieuses et évaluer votre forme physique avant de vous lancer cheveux au vent. En effet, n'oubliez pas une chose : entre une fille qui dit ne pas faire de sport mais qui, en réalité, fait régulièrement du tennis l'été avec les copains après avoir parcouru 20 km à vélo pour aller chercher son pain et son journal, et la fille qui râle tous les matins parce que sa place de parking est vraiment trop loin de l'ascenseur, il y a un monde !

Avant de commencer il faut faire un petit test recommandé par les pros. Vous aurez donc besoin d'un **cardiofréquencemètre** puisque ce test nécessite de prendre son pouls. Si vous n'en avez pas encore acheté un, n'hésitez pas à vous renseigner autour de vous, vous allez bien trouver une âme charitable qui pourra vous en prêter un.

Sinon, on reprend la bonne vieille méthode du pouls au poignet, ça marche aussi très bien.

CARDIOFRÉQUENCEMÈTRE

Ce type d'appareil se trouve dans tous les magasins de sport. Inutile d'investir dans un appareil coûteux, le premier prix fera très bien l'affaire au début. Si vraiment vous vous lancez sérieusement dans la pratique de ce sport et

→

que vous êtes addict à tout ce qui touche de près ou de loin à la technologie, il sera bien temps de vous offrir une petite merveille de technologie à la notice épaisse comme une bible !

Test de condition physique

- Allongez-vous au calme pendant 5 minutes.
- Prenez votre pouls (au poignet pendant 30 secondes, puis multipliez par deux) : appelez ce chiffre P1.
- Réalisez 30 flexions sur les jambes, bras tendus et pieds à plat, en 45 secondes.
- Reprenez votre pouls et appelez le résultat P2.
- Allongez-vous pendant 1 minute.
- Prenez à nouveau votre pouls et appelez le résultat P3.
- Réalisez ce calcul pour obtenir l'indice de Ruffier :

$$(P1 + P2 + P3 - 200)/10.$$

Si l'indice est proche de 0, votre forme physique est excellente.

- Entre 0 et 3 : elle est très bonne
- Entre 3 et 8 : bonne

- Entre 8 et 15 : moyenne
- Entre 15 et 20 : médiocre

Ce test peut être intéressant à refaire régulièrement et, normalement, si tout va bien vous devriez voir les progrès. Bien sûr, vous attendez quelque temps avant de le refaire. C'est un peu comme un régime, on ne saute pas sur la balance toutes les 30 minutes pour voir si la pomme du goûter ou le litre de thé vert avalé depuis ce matin vous a fait perdre 500 g...

Attention danger

Vous présentez un risque cardiaque et devez consulter si :
- Votre pouls au repos est supérieur à 75 battements par minute
- Votre pouls à l'effort ne monte pas au-dessus de 90 battements par minute
- Votre pouls ne se ralentit pas au repos après un effort.

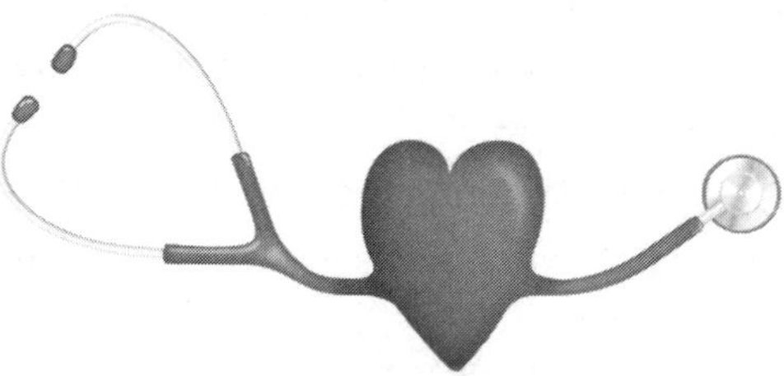

LES 10 RÈGLES D'OR

① Je respecte toujours un échauffement et une récupération de 10 minutes lors de mes activités sportives.

② Je bois trois à quatre gorgées d'eau toutes les 30 minutes d'exercice, à l'entraînement comme en compétition.

③ J'évite les activités intenses par des températures extérieures inférieures – 5 °C ou supérieures à 30 °C.

④ Je ne fume jamais 1 heure avant ni 2 heures après une pratique sportive.

⑤ Je ne prends pas de douche froide dans les 15 minutes qui suivent l'effort.

⑥ Je ne fais pas de sport intense si j'ai de la fièvre, ni dans les huit jours qui suivent un épisode grippal (fièvre + courbatures).

⑦ Je pratique un bilan médical avant de reprendre une activité sportive intense si j'ai plus de 35 ans pour les hommes et 45 ans pour les femmes.

⑧ Je signale à mon médecin toute douleur dans la poitrine ou essoufflement anormal survenant à l'effort*.

⑨ Je signale à mon médecin toute palpitation cardiaque survenant à l'effort ou juste après l'effort*.

→

⑩ Je signale à mon médecin tout malaise survenant à l'effort ou juste après l'effort*.
Recommandations édictées par le Club des Cardiologues du Sport
Lien : http://www.clubcardiosport.com

* Quels que soient mon âge, mes niveaux d'entraînement et de performance, ou les résultats d'un précédent bilan cardiologique

PASSONS À L'IMC

Allez, ne nous mentons pas, beaucoup d'entre vous commencent la course à pied dans l'espoir secret de voir fondre la cellulite incrustée sur les cuisses et de se pavaner cet été dans ce petit maillot acheté trop rapidement l'année dernière en soldes, qui végète bien seul dans votre tiroir. Certes, vous n'êtes pas insensible aux arguments de prévention pour la santé, aux bienfaits pour l'ostéoporose, mais votre espoir secret à vous se situe plutôt du côté de la taille 0. Alors je vous arrête tout de suite : ne rêvez pas, courir ne fait pas maigrir ! Si vous courez plusieurs heures par jour vous allez maigrir, mais là n'est pas le sujet de ce livre. Il faut prendre la course à pied comme un complément à une prise en charge globale, ce qui entraîne forcément un régime. Maintenant qui dit régime ne dit pas forcément restriction, voyez ça plutôt comme un rééquilibrage C'est là le bonheur de la pratique régulière d'un sport d'endurance : vous allez perdre du poids sans restreindre votre alimentation. Et, en plus, vous allez éviter le traditionnel effet rebond qui nous fait perdre trois kilos pour nous en faire reprendre quatre...

Au bout de quelque temps, vous verrez : courir régulièrement vous permettra de gérer les petits excès. Eh oui, tout le monde le sait : un corps musclé consomme plus d'énergie, donc plus de calories autorisées.

Beaucoup de filles vous le diront également : sans vraiment le vouloir ni s'en rendre compte, elles ont trouvé un équilibre alimentaire sain, uniquement en écoutant leurs envies. Je vous rassure, elles n'ont pas toutes remplacé le chocolat par des graines germées, mais certains aliments ne passaient plus, tout simplement. L'instinct reprend le dessus et, généralement, il est plutôt positif pour la santé et la forme.

Maintenant, avez-vous vraiment besoin de maigrir ?

Il vous faut pour cela calculer votre IMC (Indice de masse corporelle) :

$$IMC = poids/(taille)^2$$

Un exemple : vous pesez 58 kg pour 1,65 m.

Votre IMC est = à : [58/(1,65 x 1,65)] = 21,3

Reportez-vous au tableau suivant pour interpréter ce chiffre.

Tableau d'interprétation de l'IMC	
IMC (chiffre obtenu avec le calcul détaillé ci-dessus)	**Interprétation**
moins de 16,5	Dénutrition
16,5 à 18,5	Maigreur
18,5 à 25	Corpulence normale
25 à 30	Surpoids
30 à 35	Obésité modérée
35 à 40	Obésité sévère
plus de 40	Obésité morbide ou massive

Vous êtes donc avec un IMC de 21,3 : tout à fait normal. Il ne faut pas oublier une chose qui peut avoir son importance si vous vous prenez au jeu de la course à pied et que toute coureuse un peu aguerrie sait : il y a un poids sous lequel il ne faut pas descendre. Contrairement à ce que l'on pourrait spontanément penser, être maigre n'est pas forcément la panacée, et les blessures sont nombreuses dans cette situation. Mieux vaut donc trouver votre poids de forme dans lequel vous êtes bien, qui ne sera peut-être pas celui dont vous rêvez secrètement. Mais avant toute chose, l'important est de rester en bonne santé.

Il faut donc vous fixer des objectifs raisonnables pour votre perte de poids. Tous les spécialistes vous le diront : une perte lente et raisonnable a toutes les chances de s'inscrire dans la durée. N'hésitez pas à consulter un nutritionniste qui pourra vous aider dans votre démarche. Souvent il suffit de quelques conseils pour corriger des erreurs qui, pourtant, nous semblaient des choix judicieux.

Reportez-vous au chapitre 5 sur l'alimentation pour en savoir plus.

VOS OBJECTIFS

Je le conseille souvent aux débutantes qui se lancent : inscrivez-vous à une course pour vous motiver. Soyez raisonnable ! Il ne s'agit pas non plus de courir un marathon au bout de deux mois de pratique de la course à pied ! Il existe aujourd'hui plein de courses féminines en France qui vous permettront de goûter aux joies de ce sport en compagnie de nombreuses autres filles qui, comme vous un jour, se sont lancées à l'assaut du bitume. Tous les niveaux sont représentés et vous trouverez forcément votre place. L'avantage : tout cela vous donne un but ! C'est un peu comme le jean de nos 18 ans ou la photo de Gisèle sur le frigo.

Commencez par une distance raisonnable comme un 5 km. Vous allez progresser rapidement au début en suivant les conseils pour les débutantes que vous trouverez plus loin dans le livre (p. 119). Terminer une course procure une sensation très forte à vivre, et je ne vous raconte pas votre fierté lorsque vous rentrerez avec votre médaille autour du cou. D'ailleurs, n'hésitez pas à choisir une course avec tout ce qui va autour, l'animation, le t-shirt, la médaille, la fleur. Je sais que cela peut paraître idiot, dit comme ça, mais vous verrez, vous ne le regretterez pas. Vous serez tellement fière en rapportant vos souvenirs à la maison que vous n'aurez qu'une envie : y retourner ! C'est un peu comme un week-end dans un grand hôtel : si on ne peut pas emporter les petits shampooings, le kit de couture et le bloc de papier avec le nom de l'hôtel dessus ce n'est pas drôle...

Personnellement, la première fois que j'ai passé une ligne d'arrivée (pour La Parisienne) j'ai eu l'impression d'avoir réalisé l'exploit du siècle. J'ai adoré l'ambiance bon enfant qui y régnait, la convivialité entre femmes. Bref, ma vie de coureuse accro a débuté un jour de septembre. Après, libre à vous de continuer, de voir plus grand, plus long.

Préparer une course plus longue va vous demander une préparation plus sérieuse, donc du temps et de la régularité. Il faut envisager au minimum trois séances pour préparer dans de bonnes conditions un semi-marathon, et jusqu'à quatre séances pour un marathon. C'est à vous de voir en fonction de vos envies, de votre volonté, de votre temps disponible si ce choix est possible. Vous pouvez aussi tout à fait continuer à courir juste pour le plaisir, régulièrement mais sans objectif précis. Le premier avantage de la course à pied, c'est que c'est un sport individuel qui sait devenir collectif quand on le souhaite. Lancez-vous, n'ayez pas peur de finir dernière, comme je l'entends souvent. N'oubliez pas une chose : celui qui finit dernier a plus de mérite que le premier puisqu'il a couru plus longtemps !

Rendez-vous chapitre 6 pour les plans d'entraînements : 1, 2, 3, partez !

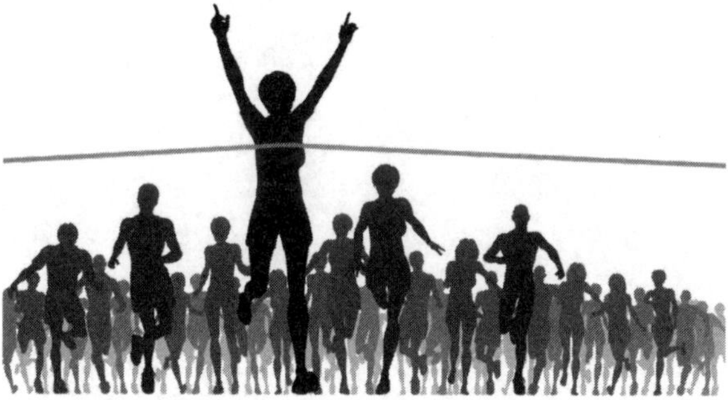

2

PASSONS À LA PRATIQUE

Chapitre 4

Votre équipement

Ah le matériel... Ne nous mentons pas les filles, le look compte ! Comme, de toute façon, vous ne pourrez rien changer au fait qu'à l'arrivée d'un marathon vous serez transpirante, rouge, décoiffée, bref pas à votre avantage (même si j'en connais certaines qui trouvent le moyen d'arriver rayonnantes au bout de quatre heures de course, mais je les déteste et je ne leur parle plus de toute façon), vous allez tout reporter sur votre tenue pour, au moins de ce côté-là, assurer un max sur la photo finish.

Bon, les équipementiers doivent encore faire des progrès mais ils y travaillent. Ils commencent à prendre en compte le fait que, nous les filles, nous voulons bien courir mais nous voulons être chics, avoir des hauts qui soutiennent le peu de seins que la pratique intensive de la course à pied veut bien nous laisser, des cuissards qui, en plus d'être confortables, sont push-up au niveau des fesses et, bien sûr, gomment la cellulite qui résiste... Quoi ? On demande l'impossible ? Bon, alors faites-nous plaisir : créez-nous des tenues assorties à nos chaussures, ce sera un grand pas pour la femme, à défaut d'être un grand pas pour l'humanité tout entière...

COMMENÇONS PAR LE COMMENCEMENT : LES CHAUSSURES

Votre type de pied !

Afin de déterminer votre type de pied, vous devez effectuer des foulées avec déroulement du pas. Demandez à quelqu'un de vous observer lorsque vous courez, faites-vous filmer ou faites un examen dynamique. Certains magasins proposent des analyses de votre foulée qui peuvent vous éviter de grosses bêtises, responsables de bien des blessures chez la coureuse débutante. Certaines marques font de même lors des grandes courses sur leur stand en faisant venir des podologues. Vous pouvez vous y rendre même si vous n'avez pas de dossard pour ladite course.

Votre pied reste stable et ne déverse ni à l'intérieur ni à l'extérieur, bref tout va bien : vous êtes universelle.

Une allure « universelle » se caractérise par une arrivée au sol par la partie postéro-externe du talon, il s'ensuit une pronation, un écrasement ostéo-articulaire et une extension du pied, flexions des orteils dans la phase de propulsion. Ça, c'est pour la technique et pour vous permettre d'épater la galerie...

Vous avez les genoux en X, et quand vous étiez petite, vos parents s'amusaient à compter les secondes qui allaient invariablement précéder votre chute lors de votre course effrénée pour être la première au manège, puisque, à un moment ou un autre, vos genoux allaient se cogner... : vous êtes pronatrice.

Pour vous aider à faire le diagnostic de vos pieds, il suffit de regarder vos chaussures de ville. La chaussure a tendance à être usée à l'intérieur.

Une allure pronatrice se distingue si, lors de votre contact au sol, quand vous courez, votre pied part à l'intérieur de façon exagérée et l'avant-pied pivote vers l'extérieur.

Quand vous étiez enfant, on vous demandait généralement où vous aviez garé votre cheval... Vous avez les jambes arquées et vos chaussures ont tendance à être usées vers l'extérieur : vous êtes supinatrice.

Une allure supinatrice correspond à une tendance du pied à partir vers l'extérieur avec un avant-pied qui s'enroule vers l'intérieur.

MES SOUVENIRS

LA RÉPONSE EST SUR LES CHAUSSURES

Quel joyeux fou rire quand le podologue m'a demandé de lui apporter une paire de chaussures de ville usées... J'ai vite compris, lorsqu'il a regardé mes semelles, que nous n'avions pas la

→

même définition pour ce mot... J'ai une collection de chaussures plus proches du placard de Kim que de celui de Gandhi, je le crains, donc pas vraiment le temps de les user. Mais, grâce à son appareil pour regarder sous les pieds des filles, il a pu faire le diagnostic : je suis donc pronatrice et fière de l'être !

Selon les morphotypes, il est conseillé de prendre des chaussures adaptées, les matériaux sont alors plus fermes pour limiter l'écrasement à l'intérieur ou à l'extérieur de la semelle. Mais vous pouvez, si la pronation ou la supination ne sont pas tellement prononcées, opter pour une chaussure universelle avec des semelles correctrices. Il existe différents types de semelles, soit polyvalentes pour les coureurs occasionnels, soit conçues pour la pratique de la course à pied. Dans ce cas précis, il est impératif de retirer la semelle interne de vos chaussures. Elles doivent être amortissantes et correctrices, réalisées par un spécialiste. Une vérification de leur impact sur l'ensemble du corps est nécessaire pour maintenir un bon équilibre, synonyme de confort pendant la course.

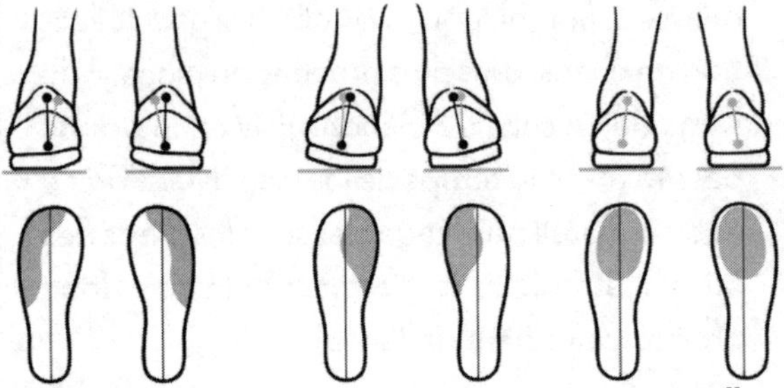

Votre premier achat

Avant toute chose il faut savoir ce dont vous avez réellement besoin. Oui, je sais, pour nous, femmes acheteuses, cette notion de besoin n'est pas facile à cerner. C'est comme ce pull sur lequel vous venez de craquer. Votre chéri d'amour vous a demandé si vous en aviez réellement besoin et, là, vous vous êtes lancée dans une démonstration telle que la théorie de l'inversion des courants marins en raison du réchauffement climatique paraît totalement secondaire. Même à vous, digne héritière de quatre filles new-yorkaises dans le coup, il semble évident qu'il va vous être difficile de courir un 6 km avec des Manolo aux pieds (même si franchement je suis totalement d'accord avec vous, ces chaussures vous font des jambes de rêve !). Donc, pour choisir un modèle de chaussures, l'usage que vous allez en faire est primordial. Le sol, la durée de vos courses, la vitesse, la fréquence de vos sorties et votre type de préparation détermineront vos options. Il faut prêter attention à ce premier achat parce qu'une mauvaise chaussure peut entraîner des blessures, quelle que soit la distance que vous courez.

Il est temps de changer vos chaussures quand vous décelez une distension des coutures, une usure importante de la semelle, un tassement des mousses. Autant de détails importants pour préserver votre capital santé. Un point de repère : de nouvelles douleurs inconnues et répétées à chaque sortie doivent forcément vous alerter sur l'état de vos chaussures.

La durée de vie d'une paire de chaussures est d'environ 1500 à 2000 km.

Si vous vous entraînez deux fois par semaine, une heure environ, changez de paire tous les ans.

Si vous courez environ 50 km/semaine, changez de chaussures tous les six mois.

Si vous dépassez les 80 km/semaine, changez-en tous les trois mois. Imaginez, je suis en train de vous donner une bonne raison pour acheter une nouvelle paire de chaussures tous les 3 mois !

Choisissez de préférence un lieu d'achat où vous pouvez essayer vos chaussures et recevoir des conseils. De plus en plus de marques vous proposent des fiches précises présentant leurs produits en fonction de l'usage que vous souhaitez en faire. Pensez à les consulter avant d'aller dans un magasin, cela vous donnera une idée de ce que vous cherchez. N'hésitez pas non plus à donner un maximum d'informations au vendeur si vous voulez qu'il vous oriente vers le bon modèle. Si vous ne courez que sur route, le modèle ne sera pas forcément le même si vous ne jurez que par la balade dans des chemins de campagne. De même, donnez-lui une idée des distances que vous voulez parcourir. Si courir 5 km par semaine signifie pour vous « je cours beaucoup », vous n'êtes pas dans le même cas qu'une coureuse qui prépare un marathon.

De là découle un élément qui a aussi son importance : envisagez de changer de chaussures si vous changez de type d'entraînement. Vos chaussures de débutante sont peut-être super-confortables, mais elles ne sont pas forcément adaptées à votre nouveau projet de courir un semi au printemps prochain.

Vos sensations

L'essayage et les premières sensations sont essentiels. Votre pied ne doit ressentir aucune gêne, aucune zone de frottement. Le pied doit être soutenu, vérifiez qu'il est bien maintenu. Assurez-vous que le laçage ne comprime pas trop le pied. En quelques minutes, vous pouvez sentir si les appuis sont corrects et si la chaussure vous convient. Non, ne faites pas comme pour des chaussures en soldes ! Certes, celles que vous avez aux pieds sont très jolies et vous adorez la couleur mais ne rêvez pas : comme pour les autres types de chaussures, la probabilité que votre pied diminue de taille dans la nuit est minime. Une chose en revanche est certaine : vos pieds vont « gonfler » en courant ! C'est comme ça, vous n'y pouvez rien. Alors, oui, vous allez avoir des pieds longs comme des péniches avec vos baskets, mais puisque vous aurez rajeuni de dix ans grâce à la pratique régulière de la course à pied et serez mince comme un fil, il faut savoir faire des sacrifices.

Le type de course

Une paire de runnings pour la piste doit présenter un atout de légèreté, l'amorti et la propulsion se situent sur l'avant-pied.

Pour des courses féminines, 10 km et jusqu'au semi-marathon, il s'agira de trouver un bon compromis entre l'amorti, la légèreté et la stabilité.

Si votre rêve est de courir un marathon, il vous faudra privilégier l'amorti afin de limiter le risque de blessures, ainsi que le confort.

Pour des trails ou des courses nature, l'accroche de la semelle, la « respirabilité » de la chaussure et les matériaux en Gore-tex sont indispensables. Ce détail est très important, il peut vous arriver d'avoir à traverser des ruisseaux qui vont mouiller vos chaussures. Des chaussures spécifiques adaptées sèchent rapidement et vont ainsi limiter les risques d'ampoules. Veillez à ce qu'elles possèdent bien tous les renforts nécessaires pour une meilleure protection contre les pierres qui se trouvent sur les chemins.

De même certaines marques de chaussettes sont particulièrement destinées à cet usage et sont étudiées pour ne pas bouger et limiter ainsi les frottements. N'hésitez pas à vous équiper si vous courez régulièrement des trails.

L'usage

Pour l'entraînement, on insistera sur des modèles qui offrent un certain confort, amorti, stabilité et durée.

Pour un usage en compétition, on optera pour la légèreté et l'aspect dynamique de la chaussure, souvent au détriment de l'amorti et du confort. Ces chaussures serviront également pour les séances de vitesse.

La fréquence

Si vous courez de façon régulière, pensez à l'amorti et au confort.

Si vous courez occasionnellement ou en complément d'une autre activité, privilégiez le confort et la stabilité selon des critères de morphologie.

Le poids de la chaussure

Vous constaterez que celui-ci est toujours indiqué par le fabricant ou le distributeur. Il va vous permettre de vous y retrouver un peu dans le choix toujours plus grand qui vous est offert.

Le poids de la chaussure est fonction du type de sorties. Pour des footings réguliers, préférez un modèle relativement lourd qui vous protégera de façon efficace contre les chocs. Vos articulations vous disent déjà merci !

Si vous faites de la piste ou de la vitesse, vous pouvez vous orienter vers un modèle plus léger mais qui sera moins protecteur, donc à limiter dans la durée.

Oui, oui, vous avez bien lu : il va vous falloir plusieurs paires de chaussures si vous voulez vous entraîner de façon complète !

MES CONSEILS

UN MAUVAIS ACHAT

Pour ma part, j'ai trouvé la marque qui me convient le mieux après plusieurs essais infructueux. Je me suis donc équipée de la gamme

→

complète pour le marathon, l'entraînement et le trail. Si vous faites une erreur d'achat, ne persistez pas, mettez la paire au placard ou, mieux encore, faites don de votre paire de runnings à une association qui fait un super-travail : Africarun. Elle collecte les paires plus ou moins usées des coureurs pour les emporter en Afrique où les enfants manquent cruellement de chaussures. Plus d'infos : www.africarun.org

La pointure

Il est recommandé de prendre une pointure de plus que vos chaussures de ville, mais attention de ne pas les prendre trop grandes pour éviter le « flottement », générateur d'ampoules. Vous pouvez également mettre l'accent sur la largeur en fonction de votre coup de pied, en particulier les marathoniennes (le pied enfle au fil de la distance).

Pour une chaussure de compétition, hormis le marathon, une demi-pointure au dessus est suffisante.

Testez vos chaussures, d'une marque à l'autre la taille peut changer.

Il est important de tester vos chaussures durant environ quatre semaines avant votre épreuve, et surtout sur une distance d'au moins deux heures si vous avez l'intention de participer à un marathon. Cela vous évitera de mauvaises surprises. Ce test vaut aussi pour les chaussettes et pour le reste de la tenue, sous-vêtements compris.

Avec tous ces conseils, vous devriez pouvoir atteindre la ligne d'arrivée bien dans vos runnings.

« JE SERAI LA PLUS BELLE POUR ALLER COURIR » OU VOTRE TENUE IDÉALE

Pour résumer cette question, ô combien épineuse pour nous les femmes, à savoir « Comment je m'habille pour sortir ? », sachez que les professionnels parlent de « textile ». Voilà qui résume assez bien la chose... Mais je vous rassure : dans notre cas, là, vous pourrez

« suivre » les collections, pas de risque de voir un modèle disparaître en trois jours, il y a deux saisons : été et hiver.

Certains créateurs se sont même associés avec de grandes marques pour nous offrir des collections bien loin de ces modèles si peu seyants qui faisaient les beaux jours des routes françaises.

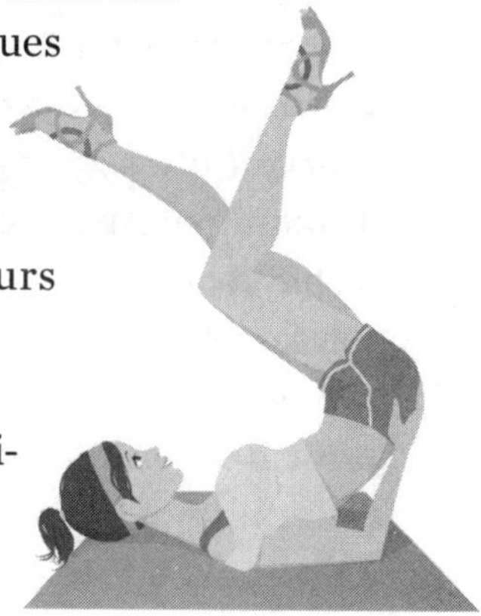

Avant toute chose, pour choisir sa tenue il faut d'abord faire preuve de bon sens...

MES CONSEILS

EN HIVER ON SE COUVRE, EN ÉTÉ ON SE DÉCOUVRE !

Je sais, vous vous dites : oh ça va, là, je ne suis pas blonde, moi ! Mais depuis que j'ai vu des personnes habillées quasiment pour courir sur la neige lors du marathon de Paris 2007, alors qu'il faisait déjà presque 19 °C, plus rien ne m'étonne et je préfère rappeler les basiques.

Soutien-gorge ou brassière ?

Il faut rappeler un élément physiologique important : le sein est un organe fragile, soutenu presque uniquement par la peau. Il faut donc en prendre grand soin. Quand on sait qu'un soutien-gorge classique porté pendant la pratique d'un sport perd 50 % de ses capacités de maintien, on ne réfléchit plus une seconde et on file s'acheter un soutien-gorge qui sera certes totalement antisexe mais en parfaite harmonie avec votre cuissard... Le modèle sport est conçu pour limiter les mouvements de la poitrine. Cela diminue d'autant la tension des ligaments. Et puis, il faut les bichonner les petits, tant que vous en avez parce que vous allez vite découvrir que la course à pied fait bien perdre de la graisse partout, même là où on s'y attend le moins !

En attendant il faut prendre en compte le fait que la poitrine peut aussi être gênante dans la pratique de votre sport préféré. N'hésitez donc pas à vous équiper d'un soutien-gorge de qualité, et ce quelle que soit la distance que vous parcourez. Même le footing du dimanche tranquille est synonyme de sous-vêtements adaptés !

À vous de voir la forme qui vous convient le mieux : soutien-gorge, brassière, tous les goûts sont dans la nature. Le choix est de plus en plus large, même si la forme lance-pierres prévaut !

En tout cas, un conseil : n'oubliez pas de tester votre lingerie avant une course. Comme pour le reste du matériel, une couture mal placée peut devenir totalement insupportable.

MES CONSEILS

TESTEZ VOTRE ÉQUIPEMENT

Quand je dis qu'il faut tester ce type d'équipement en sortie longue, je parle d'une situation vécue. Pour mon premier marathon, je portais une tenue avec brassière intégrée que j'avais testée sur des courtes distances, mais jamais au-delà de 10 km. Elle est devenue totalement insupportable à gérer à partir du trentième kilomètre. J'aurais tout donné pour finir les seins nus (je pense que les coureurs autour de moi aussi d'ailleurs…) plutôt que la poitrine écrasée par ce large élastique que j'avais pourtant trouvé très confortable. Aujourd'hui je ne plaisante plus avec ce type d'équipement. J'ai également trouvé un haut technique avec brassière intégrée réglable. Je peux donc,

→

même pendant la course, procéder aux réglages qui s'imposent, ce que j'ai fait lors de mon marathon à New York.

Pour le reste de la lingerie, là encore plusieurs écoles s'offrent à vous : la culotte, le boxer ou même le string. Je dois avouer que je me demandais depuis plusieurs années pourquoi ce dernier type de lingerie se vendait au rayon running jusqu'à ce qu'un sondage auprès de mes copines me révèle que je devais être quasiment la seule à rester accrochée à ma culotte Petit bateau ! Certains cuissards sont prévus pour être portés sans aucune lingerie, là aussi à vous de voir. Comme pour le soutien-gorge, on teste avant de se lancer sur une course, et particulièrement si elle est d'une distance supérieure à 10 km.

La tenue

Là vous allez pouvoir vous lâcher : court, long, mi-long, tous les choix s'offrent à vous, que ce soit pour le haut ou le bas. Le collant long se porte plutôt l'hiver... Vous allez découvrir également que plusieurs types de longs existent et que certains modèles sont plus épais et plus chauds que d'autres. À vous d'orienter vos achats vers le produit qui correspond à la région dans laquelle vous vous entraînez.

Comble du bonheur : souvent le haut peut être assorti au bas ! Oui, je sais, la nouvelle a de quoi bouleverser, mais je vous jure qu'il y a quelques années ce n'était pas aussi évident.

Comme pour les vêtements de la vie de tous les jours, il faut bien reconnaître que la qualité se paye. Mais rassurez-vous : vous pouvez tout à fait, pour les entraînements, aller vers les premiers prix qui vous permettront de changer régulièrement parce que, honnêtement, porter deux fois de suite une tenue de running... bof !

Évitez le coton pour les courses longues. Certains hauts sont équipés de brassière intégrée mais ces modèles sont plutôt à réserver aux coureuses ayant une petite poitrine et donc un besoin de soutien plus modéré.

Pour un petit footing pourquoi pas ? Mais sincèrement les tissus techniques sont faits pour ça et la transpiration s'évacue nettement mieux avec eux. Vous pourrez parader ensuite avec vos t-shirts en coton gagnés à la sueur de votre front sur les nombreuses courses que vous n'allez pas tarder à courir après vos entraînements (enfin, quand les organisateurs, de moins en moins nombreux heureusement, arrêteront de distribuer des t-shirts qui nous servent de chemises de nuit ou pour le jardinage de Chéri d'amour).

Pensez à la casquette s'il fait chaud, au bonnet s'il fait froid, aux gants pour l'hiver. Ceux-ci existent en différentes matières pouvant aller jusqu'à la bonne polaire. Ne négligez pas ce point pour les entraînements en plein hiver (mais oui, on peut s'entraîner même quand le thermomètre affiche une température proche de 0, il faut juste s'équiper). Si vous êtes attentive à nos femmes championnes de marathon, vous pourrez constater que beaucoup portent des gants alors que leur tenue se résume à un simple maillot de bain. Si d'ailleurs ce type de tenue vous intéresse, sachez que vous serez certainement obligée de les commander directement auprès de votre magasin.

Pour gérer le froid, faites comme les danseuses qui jouent la superposition à fond.

En superposant plusieurs vêtements fins, vous éviterez l'effet « frigo » quand la transpiration s'évapore. Superposer les couches permet à la transpiration de s'échapper mais vous maintient au sec et donc au chaud. Vous pourrez toujours vous découvrir au cours de votre sortie.

Le coupe-vent doit être également choisi dans des matières et dans une coupe spécifiques à la pratique de votre sport. C'est un outil très pratique pour vous protéger de la pluie et du vent. Vous n'aurez aucune mauvaise excuse après cela pour ne pas aller courir !

Et la jupette ? Eh oui, la France rattrape un peu l'Amérique, et vous pouvez enfin trouver ces fameuses jupes de course qui étaient déjà légion outre-atlantique. Au cas où vous vous demanderiez si elles sont confortables, rappelez-vous que les joueuses de tennis la portent depuis des années et il me semble qu'elles pratiquent rarement leur sport favori assises sur une chaise... On peut courir avec ces jupes, et leur petit côté féminin plutôt sympathique a en plus l'énorme avantage de camoufler le haut des cuisses, en attendant que vos 4 entraînements par semaine fassent effet !

Pour les chaussettes, c'est la même chose que pour les chaussures, on doit tester sa paire avant de se lancer sur une course. Vous découvrirez qu'il y a plusieurs sortes de chaussettes plus ou moins épaisses en fonction des saisons, mais aussi des usages que vous souhaitez en faire. N'hésitez pas à investir dans une paire de qualité qui fera la différence sur votre première course, surtout si elle se déroule l'été. Les pieds ont tendance à gonfler et l'humidité est source d'ampoules. Des chaussettes adaptées peuvent vous éviter bon nombre de désagréments.

LE MATÉRIEL SPÉCIFIQUE

Le cardiofréquencemètre

Tout bon vendeur de rayon running vous le dira : il vous faut un cardiofréquencemètre pour courir. Au-delà du côté gadget, cet outil peut vous permettre d'éviter pas mal d'erreurs de débutante (voir encadré p. 39). Certes le mode d'emploi en 800 pages en danois peut faire peur (bon, ok, j'exagère...) mais cela vaut le coup de se lancer. De plus en plus de modèles sont destinés au grand public et les premiers prix sont largement suffisants pour ne pas hésiter. À vous de voir plus tard, quand votre pratique deviendra beaucoup plus sérieuse, si un outil plus sophistiqué peut se rendre utile.

C'est un appareil électronique de la taille d'une montre-bracelet qui mesure en temps réel, de manière continue, fiable et précise la fréquence des battements du cœur. Il donne ainsi une idée de l'effort fourni lors d'un exercice. Il est constitué d'une ceinture émettrice qui se fixe sous la poitrine et d'un récepteur porté au poignet. Les électrodes en contact avec la peau transforment les impulsions cardiaques en signaux émis vers le récepteur. Il faut penser à bien entretenir la ceinture émettrice si on veut conserver une bonne fiabilité des résultats.

Tous ces éléments seront expliqués sur la notice et les grandes marques mettent dorénavant en ligne sur leur site internet des vidéos pour la prise en main de ce type d'appareil. Certaines grandes marques vous proposent également des brassières avec émetteur intégré. Il n'est pas rare en effet que ce type d'appareil pose problème aux coureuses, la poitrine d'une femme n'étant pas celle d'un homme ! Il y a des inconvénients comme l'obligation de laver votre brassière à la main, mais également des avantages puisque l'électrode est beaucoup moins baladeuse que la ceinture émettrice. Là encore c'est à vous de voir.

Pour utiliser ce type d'appareil, il vous faut connaître votre fréquence cardiaque maximale avant de pouvoir vous en servir.

Calcul de sa fréquence cardiaque maximale (FC max)

Plusieurs méthodes s'offrent à vous, parmi les plus connues :

- Astrand et Ryhming (1954) : FCmax = 220 - âge
- Inbar (1994) : FCmax = 205,8 – 0,685 x âge
- Robers et Lanwher (2002) : FCmax = 208,754 – 0,734 x âge

Maintenant que vous avez votre chiffre, reportez-vous aux deux tableaux explicatifs qui suivent.

Zones de fréquences cardiaques	Fréquence cardiaque ciblée	Phénomènes physiologiques	Objectifs
Zone 1	55 à 65 %	Utilisation des graisses importante. Intensité de travail faible. Zone Aérobie.	Débutantes, rééducation, perte de poids et de tissus adipeux.
Zone 2	65 à 75 %	Utilisation des graisses et des sucres.	Renforcer son cœur, amélioration de la puissance aérobie.
Zone 3	75 à 85 %	Utilisation des sucres.	Augmentation de l'endurance et de la capacité d'utilisation de l'oxygène au niveau des muscles.
Zone 4 Athlètes performants	85 à 95 %	Zone anaérobie. Production d'acide lactique, zone de douleurs, crampes.	Zone réservée aux athlètes performants, phases d'entraînement en puissance.
Zone 5 Danger	95 à 100 %	État de manque d'oxygène. Dépassement du seuil anaérobie.	Zone réservée aux sportives de haut niveau, zone dangereuse, risques d'accidents.

En clair cela veut dire quoi ?

Sur la route ou la piste	Ma FC	Mes résultats	Mon Niveau	Approvisionnement énergétique
Je cours doucement	100/120	Je fais beaucoup de km, mais je vais finir dans la voiture-balai un jour !	C'est bien, je prends l'air ou je récupère.	Processus aérobie : sucres, mais surtout graisses.
Je cours bien et je peux toujours parler.	120/140	Je fais beaucoup de km, mais je dois être entraînée.	Entraînement foncier : petit à petit adaptation fonctionnelle et structurelle de l'organisme.	50 % VO_2 max : sucres et graisses.
Je cours vite et je peux juste parler.	140/160	Je peux encore faire des km et je dois être bien entraînée.	Fait dans de bonnes conditions, je prépare mes objectifs de la saison.	De plus en plus de sucres : j'ai intérêt à me réalimenter.
Difficulté à parler.	160/170	Pour une petite course, pourquoi pas, mais risque de casse sur une longue distance…	Zone rouge : je dois respecter les principes de l'entraînement.	Uniquement des sucres.

Sur la route ou la piste	Ma FC	Mes résultats	Mon Niveau	Approvisionnement énergétique
Ça va très vite.	> 170	Paula pousse-toi s'il te plaît, tu me gênes...	Je ne pourrai pas tenir longtemps.	Anaérobie, dette d'oxygène.

La méthode par simple calcul a ses limites et il est préférable de faire un test sur piste pour pouvoir travailler avec des données qui vous seront propres. En effet, certaines d'entre nous sont dotées d'un rythme cardiaque proche de celui d'une marmotte en hibernation, alors que d'autres sont au repos à un rythme cardiaque digne d'une groupie qui vient d'apercevoir George entamant son jogging autour du lac de Côme...

Mais bon, revenons à nos moutons ! Le test sur le terrain consiste à s'échauffer pendant au moins 30 minutes, puis à augmenter progressivement son rythme cardiaque. Accélérez progressivement pour atteindre une vitesse de contre-la-montre. Une fois le cœur habitué, augmentez le rythme dans une montée pendant 3 minutes jusqu'à atteindre le seuil anaérobie, puis terminez par un sprint. Attention : on ne se lance pas toute seule comme une grande sur la piste sans avoir préalablement rendu visite à son médecin généraliste !

Vous pouvez également vous rendre chez un médecin du sport ou chez un cardiologue qui vous fera passer un examen complet, dit exercice d'effort, afin de connaître toutes vos données cardiaques et respiratoires.

Parler le « coureur » !

Vous entendrez, dès que vous commencerez à fréquenter la secte étrange des gens qui courent souvent et longtemps, l'expression « se mettre dans le rouge ». Cela n'a rien à voir hélas avec une robe rouge de chez Valentino... La formule correspond en fait à un état physique précis : le seuil à partir duquel l'apport sanguin en oxygène est insuffisant pour permettre la transformation du glucose et du glycogène en énergie utilisable par le muscle. Une autre réaction chimique productrice d'énergie intervient alors. Cette réaction produit une grande quantité d'acide lactique que les cellules musculaires sont incapables d'assimiler. Son accumulation dans le muscle est responsable de l'essoufflement, voire des crampes ou des nausées bien connues. C'est dans cet état que les sprinteurs se mettent. C'est pour ça que très vite la souffrance se lit sur leur visage. Autant dire que, à une vitesse pareille, on ne parle pas !

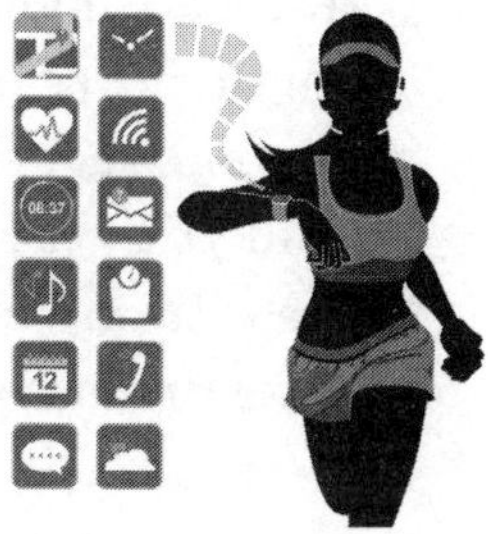

L'arrivée des GPS et des accéléromètres ont, comme les cardios à leur époque, bouleversé la vie des coureurs. Vous pouvez maintenant connaître en temps réel votre vitesse et la distance parcourue. C'est un outil qui peut vous être utile pour les sorties longues ou sur une course pour vous assurer une bonne régularité dans l'allure de course. À vous de voir et n'hésitez pas à bien réfléchir avant de vous équiper.

Le lecteur MP3

Ce n'est pas un outil propre au monde du coureur, mais, pour ma part je ne pourrais pas m'en passer. Tout le monde est libre de faire ce qu'il veut. Sachez tout de même que les écouteurs peuvent se révéler gênants sur des distances assez longues, je pense au marathon par exemple. Là encore, il peut être bon de tester au moins sur une sortie longue avant de partir. Soyez prudente et choisissez de courir en toute sécurité. Donc oui « la chevauchée de Walkyrie » ça le fait, mais pensez à vos tympans et à votre environnement... Vous devez pouvoir entendre les voitures !

La ceinture

Si vous vous lancez sur des distances longues, cet accessoire peut vite devenir incontournable. Elle peut être aussi très utile pour des courses courtes lorsqu'il fait chaud afin de vous éviter la bousculade aux ravitaillements. Elle vous permet de partir tranquillement sans risquer la déshydratation.

C'est d'autant plus vrai lorsque vous préparez un marathon puisqu'il vous faudra faire des sorties longues, et on ne part pas 2 heures sans prévoir de s'hydrater. Vous pouvez comme moi repérer des cimetières sur votre passage (avec leur robinet à disposition... oui je sais, cela paraît un peu glauque, mais nous sommes nombreux dans ce cas, croyez-moi !) ou partir avec une ceinture et une gourde.

En cherchant
rapidement
des longue
line ! Ma
vous tr
parfait
de vos
absol
course. N'oubl
transporter votre petit
gels si vous en emportez, votre p
brosse à cheveux et votre trousse de maqu
pour la photo finish... Non je rigole ! Quoique...

Semelles orthopédiques

Quand vous allez commencer à devenir une pro de la course à pied, surfant sur les sites internet spécialisés, vous allez remarquer comme moi que presque tout le monde porte des semelles orthopédiques ou correctrices pour utiliser un terme qui fait moins peur. Bon, ok, j'exagère un peu, mais pas tellement en fait. Pour beaucoup cette solution leur a permis de continuer à courir sereinement. Pour en obtenir, il faut aller voir un podologue après en avoir parlé à votre médecin traitant. Il vous fera une ordonnance [illegible] le cas échéant, de vous faire [illegible] ou partie de vos semelles. [illegible]ment dépendra en grande partie [illegible]sité ou non de votre mutuelle. [illegible]gue est le seul apte à vous fabriquer [illegible]elles sur mesure. Il fera un moulage de [illegible]eds et il vous faudra attendre quelques [illegible]s pour récupérer les semelles. Surtout, ne [illegible]us faites pas faire des semelles au dernier moment en prévision d'une première course : il vous faudra plusieurs sorties quelquefois pour vous y habituer, donc aucune improvisation dans ce domaine !

N'oubliez pas vos chaussures usées pour votre premier rendez-vous (ville et running). Cela aidera le podologue dans le diagnostic.

MON AVIS

EST-CE LA SOLUTION MIRACLE ?

Je ne le crois pas, très sincèrement... J'ai des amies coureuses qui se blessent tout autant avec des semelles sur mesure parce qu'elles s'entêtent avec une paire de chaussures qui ne leur convient pas. C'est une voie à explorer qui vous est offerte si vous souffrez trop régulièrement, si vous vous blessez alors que vous avez exploré toutes

→

En cherchant à vous équiper vous allez constater rapidement que la cible des équipementiers pour des longues distances est clairement masculine ! Mais, moyennant patience et courage, vous trouverez une ceinture qui se réglera parfaitement à votre taille de guêpe, résultat de vos mois d'entraînement. Là encore, il faut absolument la tester avant de se lancer sur une course. N'oubliez pas qu'elle peut aussi servir à transporter votre petit mouchoir en papier, vos gels si vous en emportez, votre portable, votre brosse à cheveux et votre trousse de maquillage pour la photo finish... Non je rigole ! Quoique...

Semelles orthopédiques

Quand vous allez commencer à devenir une pro de la course à pied, surfant sur les sites internet spécialisés, vous allez remarquer comme moi que presque tout le monde porte des semelles orthopédiques ou correctrices pour utiliser un terme qui fait moins peur. Bon, ok, j'exagère un peu, mais pas tellement en fait. Pour beaucoup cette solution leur a permis de continuer à courir sereinement. Pour en obtenir, il faut aller voir un podologue après en avoir parlé à votre médecin traitant. Il vous fera une ordonnance qui vous permettra, le cas échéant, de vous faire rembourser tout ou partie de vos semelles. Le remboursement dépendra en grande partie de la générosité ou non de votre mutuelle. Le podologue est le seul apte à vous fabriquer des semelles sur mesure. Il fera un moulage de vos pieds et il vous faudra attendre quelques jours pour récupérer les semelles. Surtout, ne vous faites pas faire des semelles au dernier moment en prévision d'une première course : il vous faudra plusieurs sorties quelquefois pour vous y habituer, donc aucune improvisation dans ce domaine !

N'oubliez pas vos chaussures usées pour votre premier rendez-vous (ville et running). Cela aidera le podologue dans le diagnostic.

MON AVIS

EST-CE LA SOLUTION MIRACLE ?

Je ne le crois pas, très sincèrement… J'ai des amies coureuses qui se blessent tout autant avec des semelles sur mesure parce qu'elles s'entêtent avec une paire de chaussures qui ne leur convient pas. C'est une voie à explorer qui vous est offerte si vous souffrez trop régulièrement, si vous vous blessez alors que vous avez exploré toutes

→

les autres pistes auparavant, comme trouver chaussure à son pied. Pour certaines, cela a changé leur vie... Bref, à vous de vous faire votre avis sur ce sujet. Mais n'oubliez pas ceci : des semelles doivent arranger les choses, pas déplacer un problème...

Eh bien voilà, vous êtes fin prête pour aller courir !

À vous de jouer maintenant, le bitume, la piste, la campagne, la montagne que sais-je encore, n'attendent que vous.

Chapitre 5

L'alimentation, votre carburant essentiel

Alimentation : le mot est lancé. Le problème c'est que souvent dans la tête des femmes ce mot est invariablement synonyme de régime... Ne nous mentons pas : une majorité des femmes qui commencent à courir veulent maigrir. C'est d'ailleurs un bon choix : pratiquer régulièrement la course à pied peut aider à perdre du poids et surtout aider à ne pas en reprendre. Mais toute la difficulté va résider dans le juste équilibre à trouver entre régime et rééquilibrage alimentaire. L'image est simpliste mais parlante : pour que votre voiture avance, il lui faut de l'essence mais aussi de l'huile. Et si vous voulez en plus économiser du carburant il vous faudra apprendre à rouler « économique ». C'est cet ensemble d'actions qui, associées, vont vous permettre de courir loin, vite et longtemps...

LES 5 PILIERS

Comme les trois mousquetaires qui sont en réalité quatre, les cinq piliers de votre alimentation sont en réalité six... Je m'explique !

Vous devez essayer de consommer chaque jour des aliments issus des cinq groupes suivants :

- hydrates de carbone (glucides)
- protéines
- fruits
- légumes
- produits laitiers

Le « fameux » petit « six », ce sont les corps gras, à gérer intelligemment puisqu'il ne faut absolument pas les supprimer mais il ne faut pas pour autant trop en consommer.

LES HYDRATES DE CARBONE

Si je commence par eux ce n'est pas par hasard puisque c'est souvent là que se situe le problème chez les femmes sportives (pas chez les professionnelles qui ont compris tout l'intérêt de ces aliments). Qui dit hydrates de carbone dit pâtes, pain, riz, pomme de terre, autant de mots qui dans la tête des femmes sont synonymes de « grossir » et sont donc à proscrire de leur alimentation. C'est une grossière erreur ! Les supprimer tout en continuant à courir n'aboutirait qu'à une fonte musculaire, à une fragilisation de l'organisme et, histoire de bien vous faire peur, à un vieillissement prématuré de votre peau. Vous serez peut-être toute mince mais toute fripée aussi...

Si vous pratiquez régulièrement une activité physique comme la course à pied, votre corps va transformer les hydrates de carbone en glycogène, qui sera éliminé lors de l'exercice physique, d'où la fameuse pasta party la veille d'un marathon.

Commençons déjà par répondre à une question toute simple : les féculents c'est quoi exactement ?

Voici une liste qui va vous aider : farine, pain, riz, pâtes alimentaires, semoule, polenta, pomme de terre, blé, lentilles, haricots blancs, maïs, petits pois (ce ne sont pas des légumes !), pois chiches. Vous voyez qu'avec tout ça vous allez déjà pouvoir varier les plaisirs. Privilégiez toujours la forme complète quand elle existe, comme pour les pâtes et le riz. Évitez les formes déjà précuites qui pullulent dans vos rayons de supermarché. Faire cuire des pâtes ne demande pas non plus 3 heures ! N'oubliez pas que ce ne sont pas les féculents qui font grossir mais souvent les accompagnements. Les pommes de terre sont délicieuses juste écrasées avec une noix de beurre frais ou un filet d'huile d'olive (parfait pour votre apport en oméga 3). Les pâtes complètes se trouvent maintenant dans tous vos supermarchés comme le quinoa ou autres céréales qui vous permettent de varier les goûts et les couleurs.

Pour savoir combien vous devez en consommer, il suffit de séparer votre assiette en deux parties. Dans la première moitié vous devez trouver les légumes (pas les pommes de terre nous sommes d'accord !). Dans la deuxième moitié, vous trouverez à 50 % les protéines (animales ou végétales à vous de voir) et à 50 % les glucides.

Un petit truc qui vous facilite la vie : je suis une adepte du wok ! Je prépare mon riz complet (cela existe même en riz basmati et franchement c'est délicieux !) que je parfume ou non avec un cube de bouillon bio et que je stocke dans mon frigo. Pour un repas vite fait, je prends un peu de légumes variés (j'en fais toujours un peu plus quand je cuisine pour ma famille ou sinon j'utilise des légumes surgelés), des cubes de jambon, des crevettes (pour les protéines animales) ou du tofu (pour les protéines végétales), mon riz, je fais sauter ça en quelques minutes à peine. Une giclée de sauce soja dessus et voilà mon riz sauté à ma façon, plat complet qui va permettre de tenir tout l'après-midi et même de m'entraîner en fin de journée sans coup de pompe. À vous de jouer en variant les goûts, les couleurs, en rajoutant une touche de fraîcheur avec ciboulette, coriandre...

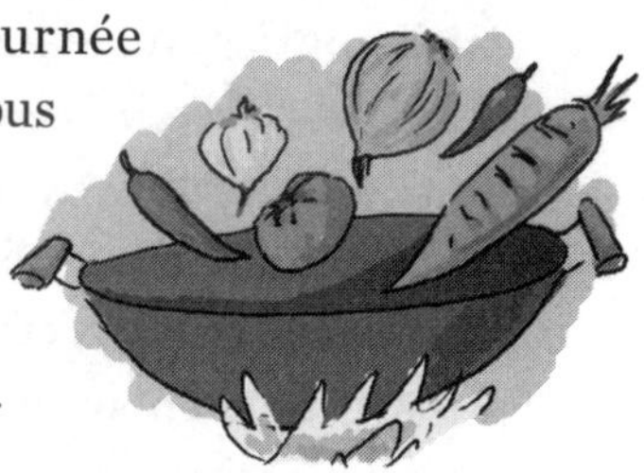

Allez, j'avoue, puisque dans ce livre on se dit tout : je faisais partie de celles qui avaient quasiment supprimé les glucides de leur alimentation. Certes, la veille des courses je me vengeais sur les pâtes, trop contente d'avoir enfin l'autorisation de pouvoir en manger. Et puis, un jour, j'ai décidé d'aller voir un professionnel de la nutrition sportive. Je voulais en finir avec mes goûters pantagruéliques où je craquais devant la brioche des enfants. Il a tout simplement ajouté des glucides à mon alimentation. Résultat : je sors de table sans avoir faim, je goûte normalement et surtout je n'ai pas pris un gramme ! Comme quoi...

Un autre petit truc, pour l'hiver cette fois : j'aime beaucoup me faire des soupes pour le soir. J'ai l'impression de me faire du bien en mangeant ma ration de légumes et, comme souvent je me suis entraînée avant le dîner, j'ai du mal à manger « normalement » alors que la soupe passe bien. Maintenant, plus question de se coucher avec un bol de soupe dans le ventre. Je me fais des croûtons maison avec une super-baguette aux céréales. Ça demande environ 2 minutes pour couper le pain et 3 minutes au gril des deux côtés. Je mets tout ça dans une boîte isotherme et j'ai mes croûtons maison très bons et sans aucun ajout de gras ! Eh oui, moi j'aime le gluten !

LES PROTÉINES POUR BIEN RÉCUPÉRER

Tout comme les glucides sont indispensables pour faire avancer la machine, les protéines servent, elles, en priorité, à l'entretenir. Là encore, les femmes ont une fâcheuse tendance à les oublier ou à ne pas les varier. Le blanc de poulet c'est excellent, je vous le concède, mais ce n'est pas suffisant !

Nous allons commencer par un petit rappel qui s'impose, je pense. Trop de femmes pensent à tort que protéines sont juste synonymes de viande rouge, alors qu'il n'en est rien.

On trouve donc des protéines dans :

- les légumes secs (soja, lentilles, haricots secs par exemple ; également riches en fer), et les céréales complètes,
- les produits laitiers concentrés ou secs (fromages par exemple ; également riches en calcium et vitamines B),
- la viande (également riche en fer),
- le poisson,
- les œufs,

- le pain, pâtes, riz, autres céréales (également riches en glucides, vitamines B, minéraux, fibres),
- les fruits secs et oléagineux (amandes, cacahuètes (arachides), noisettes, noix, noix de cajou, pignons, pistaches) : entre 15 et 30 % de protéines.

Vous constatez, avec ce petit rappel, que les sources sont nombreuses et variées et vous comprenez également qu'une personne végétarienne peut tout à fait trouver des sources de protéines dans de nombreux aliments.

Bien sûr, quand on parle de fruits secs, on ne parle pas de la version « apéritif » ! Pour les œufs également, il est important de vous rappeler que la quantité que vous pouvez avaler sans craindre de faire exploser votre taux de cholestérol est d'environ six à sept par semaine. De quoi vous faire de belles omelettes quand même !

Même si nous allons traiter le problème du fer de façon plus complète dans ce chapitre, il est intéressant de noter qu'on ignore souvent que les légumes secs en apportent une part non négligeable.

LES FRUITS, C'EST BON POUR L'ÉNERGIE !

Là encore, je vais répéter ce que vous entendez à longueur de journée maintenant : 5 fruits et légumes par jour. Les fruits sont pleins de vitamines et de minéraux, y compris les fameuses vitamines antioxydantes A, C et E, si bonnes pour limiter les effets du vieillissement.

Mais dois-je vous rappeler une chose : quand on dit fruits, on parle de vrais fruits ! La confiture c'est très bon mais ce n'est pas du fruit dans le sens nutritionnel du terme, et une petite compote achetée toute faite dans le commerce a de grandes chances de cacher sucres ajoutés et autres graisses. Alors, vous allez me dire que ce slogan est un peu ancien mais : « mangez des pommes ! », des vraies. Non seulement le temps que vous allez passer à manger une pomme va calmer votre fringale à 16 heures, mais les fibres aideront à nettoyer le système digestif, et vous pourrez profiter des vitamines.

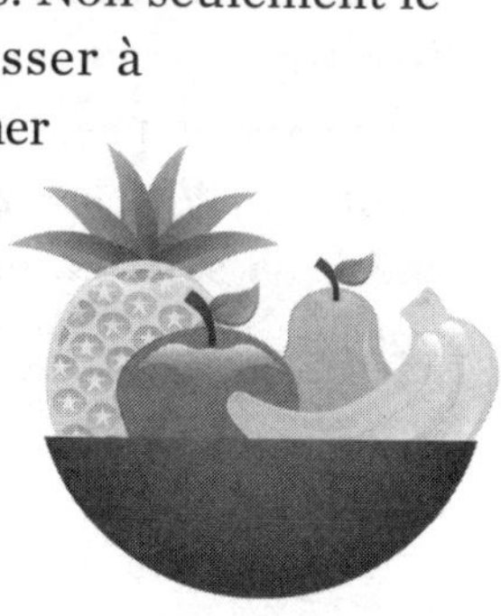

Vous savez déjà que le kiwi est une excellente source de vitamine C qui renforce le système immunitaire et donne de l'énergie pour la journée. Les fruits secs sont une source parfaite de fer et donc atténuent la fatigue inhérente à notre style de vie souvent stressant.

Vous n'avez plus d'excuses avec les fruits surgelés et les conserves. Veillez dans ce cas à ne consommer que les fruits au jus naturel et non au sirop, trop sucrés.

Avec la mode des smoothies, vous n'avez plus aucune excuse pour ne pas succomber au bonheur des fruits : internet regorge de recettes en tout genre, qui mélangent fruits, légumes et autres herbes. N'hésitez pas et jouez-le à l'américaine : tous les ingrédients dans le blender le matin, un petit coup, et zou ! dans le mug isotherme. Vous partez au travail en dégustant votre super-préparation qui sera nettement meilleure pour la santé que le mauvais café de la machine, sans parler de la barre au distributeur sur les coups de 11 heures...

Deux recettes

Le mangue-framboises (protéines et vitamines, que demander de plus ?)	**Le banane-fraises**
1 mangue fraîche ou surgelée 1 belle poignée de framboises surgelées 40 cl de lait de soja du sucre si vous y tenez vraiment… (ou sinon un peu de sirop d'agave ou d'érable)	1 verre de jus de pomme 7 fraises fraîches ou surgelées ½ banane ½ orange

Aujourd'hui la grande distribution fait tout pour vous faciliter la vie, mais apprenez à lire les étiquettes et fuyez comme la peste le sel ajouté, les graisses et le sucre ajouté. Des produits simples et qui ont du goût, ça existe partout !

LES LÉGUMES, NOS AMIS POUR LA VIE !

Tout comme les fruits, et je ne vous apprendrai rien en vous disant cela, les légumes sont sources de vitamines indispensables à notre équilibre alimentaire mais surtout à notre santé. Il faut évidemment privilégier le plus possible les légumes frais mais si votre vie ne vous permet pas de trouver du temps, les légumes surgelés existent et sont une bonne solution, tout comme les légumes en conserves. Là aussi, apprenez à lire les étiquettes pour être sûre que vous avez affaire à des légumes, et seulement des légumes. Et puis, relativisons : les courgettes ça se mange avec la peau, non ? Il ne faut pas quatre heures pour couper quelques courgettes qu'on fera cuire à la vapeur ou à l'eau tout simplement. Apprenez à utiliser ce superbe robot offert pour la fête des mères et qui est planqué en haut du placard à gauche. En quelques minutes vous pouvez avoir des carottes râpées maison avec un peu de coriandre, une sauce huile d'olive-citron tout simplement délicieuse. De même la plupart des cuit-vapeur sont munis d'un minuteur : pas de surveillance, les légumes cuisent tranquilles, et vous pouvez faire autre chose. Faites simple et, surtout, privilégiez les légumes de saison ! En hiver les tomates ne poussent pas en France... Et non il n'y a pas que les pommes de terre en décembre...

Autre bonne habitude à prendre pour tous ceux qui trouvent que les légumes sont chers :

comparez les prix au kilo. Cela révèle parfois beaucoup de surprises...

Si vous êtes à court d'idées, des sites internet (généralement ceux de grandes marques) regorgent de recettes simples qui peuvent convenir à toutes et à tous.

LES PRODUITS LAITIERS, L'ÉTERNEL DÉBAT...

Il suffit de surfer un peu sur les sites consacrés à la course à pied pour voir apparaître régulièrement le débat suivant : le lait c'est bon ou pas ? Là encore, ce n'est pas à moi de répondre. À vous de vous faire votre propre opinion si le sujet vous intéresse. Une chose est sûre : si le verre de lait est devenu un élément incontournable de votre alimentation, c'est avant tout le résultat d'une politique gouvernementale. En 1955, Mendès France, Président du Conseil, lança une campagne en faveur de la consommation de lait, alors produit en excédent. Il y eut des distributions gratuites de lait dans les écoles, afin de lutter contre la malnutrition encore fréquente parmi les enfants nés lors du baby-boom de l'après-guerre. On a souvent tendance à l'oublier, mais l'économie a mis du temps à redémarrer et les tickets de rationnement ont perduré bien au-delà du conflit mondial. Il fallait donc offrir aux enfants une source de protéines facile et rapide. Le lait de vache était l'idéal. Car n'oublions pas une chose : les produits laitiers sont riches en calcium et en vitamine D, indispensable pour l'absorption dudit calcium.

Maintenant, tout comme le reste, il faut savoir faire preuve de modération. La femme a-t-elle besoin de boire un litre de lait par jour pour éviter l'ostéoporose ? La réponse est clairement non. Faut-il supprimer définitivement le lait sous toutes ces formes ? Si vous le supportez bien pourquoi ?

Mais si vous souffrez d'intolérance au lactose, vous pouvez tout à fait remplacer les produits laitiers par des produits à base de soja souvent enrichis eux-mêmes en calcium, ou encore consommer des légumes à feuilles vertes comme les épinards qui, eux aussi, sont riches en calcium.

Le lactose, je le trouve où ?

Je sais que cette question peut vous paraître idiote, mais figurez-vous que tous les produits laitiers ne sont pas égaux en matière de lactose. Cela explique d'ailleurs que vous puissiez ne pas supporter le lait mais que vous puissiez vous gaver de fromage blanc sans problème...

- **Le lait :** c'est bien sûr là que vous trouvez la plus grande concentration de lactose.
- **Les fromages à pâte extra-dure et les fromages à pâte dure, type gruyère :** ils ne contiennent pas de lactose. En effet, celui-ci est en grande partie éliminé avec le petit-lait et le reste est dégradé au cours de l'affinage.
- **Les fromages à pâte mi-dure comme la raclette, et les fromages à pâte molle comme le camembert ou le brie :** on ne trouve que des traces de lactose.
- **Les produits laitiers fermentés comme les yaourts :** le lactose est digéré par les bactéries lactiques. Ces produits sont donc mieux tolérés par les personnes intolérantes.
- **Le beurre et la crème :** c'est leur faible teneur en eau qui permet de limiter leur teneur en lactose. Comme en plus on mange moins de crème (normalement !) et de beurre,

ces aliments peuvent être tolérés par tout le monde.

Certains sportifs disent qu'ils ont vu leur tendinite disparaître en arrêtant de consommer des produits laitiers, remplacés par des produits à base de soja, d'autres qu'ils n'ont plus de problèmes digestifs sur les courses... Bref à vous de vous faire votre propre opinion. Mais si vous souffrez de rhinites à répétition, de problèmes digestifs récurrents, rien ne vous empêche de tenter l'expérience.

L'EAU, L'ALLIÉE DE LA SPORTIVE

À toutes celles qui auraient un doute suite aux nombreux débats qui ont agité le monde de la santé, je peux répondre simplement : vous pouvez boire de l'eau ! Non seulement vous pouvez mais vous devez ! L'eau est votre principale alliée dans la gestion de vos entraînements, que ce soit pendant pour éviter la déshydratation ou après pour faciliter l'élimination des déchets organiques.

On estime que votre consommation journalière doit être d'environ six à huit verres par jour.

Bien sûr, cette estimation prend en compte les autres liquides comme le thé ou le café. Attention toutefois avec ce dernier : les boissons à base de caféine favorisent la déshydratation. N'oubliez pas, pour pallier cet inconvénient, de boire un verre d'eau avec chaque petit noir que vous prendrez dans la journée.

Beaucoup de coureuses boivent des eaux gazeuses pour récupérer après une course ou un entraînement un peu long. Là, avant tout, c'est une question de goût. Il vous faut choisir en priorité une eau riche en bicarbonate et boire un tiers de litre pour en ressentir les bienfaits.

Pour celles, dont je fais partie d'ailleurs, qui boivent des litres de thé, n'oubliez pas que celui-ci n'est pas l'ami du fer. Alors, si vous voulez rester amie avec votre théière, quelques trucs : pas de thé pendant les repas, un peu de citron limite l'action anti-fer, et privilégiez le thé vert.

Si vous souffrez d'anémie, n'oubliez pas que vous pouvez remplacer votre thé par des tisanes qui vous permettront de boire suffisamment tout en ne vous privant pas de votre mug favori !

VITAMINES ET MINÉRAUX

Il y aurait beaucoup à dire sur ce sujet mais le but de cet ouvrage n'est pas de faire de vous des nutritionnistes professionnelles ! Nous allons donc nous contenter de faire un petit point sur les trois carences féminines classiques, à savoir le manque de fer, de magnésium et d'oméga 3 et 6.

Le manque de fer ou l'anémie

La carence en fer est un risque permanent pour les sportifs et surtout les sportives, notamment ceux qui pratiquent les sports d'endurance. Les taux de fer mesurés chez les spécialistes de course de longue durée très entraînés peuvent révéler des carences touchant plus d'un quart des hommes et plus de trois quarts des femmes (Clément et Sawchuck, 1984).

Ce n'est donc pas seulement un problème de femmes sportives. Toutes les femmes ont un risque de souffrir d'anémie un jour.

Les manifestations d'une carence en fer sont connues : abattement ou fatigue, pâleur, maux de tête, nervosité ou manque de sommeil. Ce sont souvent les seuls signes d'une anémie.

Si l'anémie s'aggrave et persiste, on peut alors constater une accélération du pouls, de la dyspnée, une plus grande réceptivité aux maladies infectieuses (pas top si on s'entraîne sérieusement...). Bref pour faire court, rien ne va plus !

Peut-on limiter cette perte ?

Naturellement, une petite quantité de fer est éliminée par les urines, la sueur, les excrétions et les règles chez les femmes. Cependant, dans le cadre de la pratique d'une activité physique normale, un régime alimentaire moyen permet de compenser largement ces pertes. Là où ça se gâte, c'est quand la femme est sportive. On parle même d'anémie de la sportive.

Elle peut s'expliquer de diverses manières :

- une excrétion accrue par transpiration ;
- une diminution de l'absorption suite aux adaptations (ou troubles) de la digestion liées à la pratique physique ; il n'est pas rare que certaines femmes voient leur transit accéléré par la pratique de la course à pied ;

- un régime alimentaire pauvre en ce minéral ; Florence Foresti le dit très bien dans son premier spectacle, les hommes sont faciles à nourrir : un steak, une patate... ce n'est pas le cas de nombreuses femmes qui, si elles ne sont pas végétariennes officiellement, oublient souvent le chemin de la boucherie.

Comment éviter ou remédier à ce manque de fer ?

Comme le dit si bien l'adage : « Mieux vaut prévenir que guérir ! » Il faut donc se tourner vers un régime alimentaire adapté. Mais il ne s'agit pas d'avaler plusieurs steaks par jour pour retrouver son taux de fer, il faut le faire intelligemment. En effet certaines vitamines doivent être associées pour en faciliter l'absorption, comme les vitamines C, B9 ou B12.

Demandez à votre médecin de vous prescrire un bilan sanguin régulier, pas toutes les semaines bien sûr, mais une à deux fois par an cela peut vous permettre de comparer et de voir si, en adaptant votre alimentation, vous comblez vos carences.

Quelques autres idées d'aliments avec un apport en fer suffisant pour éviter les carences :

- **fruits de mer :** 1 à 2 fois par semaine ; y associer des algues
- **jus de citron et persil :** à chaque repas
- **jus de fruits ou agrumes :** 1 fois par jour
- **soja ou dérivés :** 1 à 3 fois par semaine, et en substitution de la viande chez les végétariens
- **germe de blé :** quotidiennement
- **chocolat :** jusqu'à 100 g par semaine (et non par jour...)
- **fructose :** si possible en substitution du sucre
- **aliments enrichis en fer** (céréales, cacao)
- **épinards, oseille, bettes :** ne pas les consommer en même temps qu'un autre aliment riche en fer (foie, viande rouge, fruits de mer)
- **thé :** éviter d'en boire plus de 200 ml au cours des repas
- **laitages :** réduire les portions quand un aliment riche en fer est aussi ingéré (viande, foie, fruits de mer)
- **œufs :** si possible, à éviter le matin, car leur présence (ajoutée à celle du thé), peut diviser par six la proportion de fer retenu
- **café :** à éviter le midi

- **spiruline :** 5 g (soit une cuillère à café) par jour
- **levure de bière :** en complément ou directement sur votre alimentation

Le magnésium

Tout comme le fer, une carence en magnésium est généralement synonyme de baisse de forme. En revanche, toutes les femmes savent qu'il y a un aliment qui peut les aider à combler leurs carences, c'est bien sûr le chocolat ! Que celle qui n'a pas trouvé cette excuse classique du « tu comprends, je dois manquer de magnésium, mon instinct m'a demandé de finir la tablette » lève le doigt… Le problème, soyons honnête, c'est que deux tablettes de chocolat par jour ce n'est pas forcément compatible avec la pratique régulière de la course à pied. Nous savons toutes que ce n'est pas le chocolat qui est en cause mais plutôt les graisses ajoutées qui font pencher la balance du mauvais côté.

Le magnésium est pourtant indispensable et pas seulement pour la course à pied. Il intervient dans la production d'énergie et au niveau cérébral. Pour faire clair, il est indispensable au bon fonctionnement de votre cœur, de votre corps et de votre cerveau. Il aide même votre organisme à lutter contre les agressions extérieures comme les maladies ou les réactions allergiques. Et pour achever de vous convaincre que le magnésium est votre ami, sachez qu'il aide à réduire les dégâts sur votre peau causés par les fameux radicaux libres. On estime également que certains états dépressifs sont en fait dus à un simple manque de magnésium.

Comme tous les minéraux, il a le défaut de s'éliminer par la sueur et par les voies naturelles dirons-nous. Bref, une sportive a toutes les chances de manquer de cet atout précieux si elle ne fait pas attention à son alimentation.

On estime qu'une femme doit en absorber environ 350 mg/jour. Et où le trouve-t-on ? Vous allez me dire que je me répète, mais nos amis pour le fer sont aussi nos amis pour le magnésium...

Il se trouve dans le lait, les produits laitiers, les eaux minérales riches en magnésium (type Hépar, Badoit ou Contrex), les céréales complètes, les noix, les légumineuses, les légumes verts à feuilles, les fruits secs et, évidemment, le chocolat (comptez 400 mg pour 100 g).

Les oméga 3-6-9

Non, ce ne sont pas les chiffres qui vont vous faire gagner le tiercé dans l'ordre, mais grâce à eux vous allez être une coureuse belle, qui ne fera pas son âge et équilibrée !

Plus sérieusement les régimes alimentaires souvent suivis par les coureuses ont tendance à fuir le gras comme la peste. Il est temps de réhabiliter les oméga !

Les plus connus sont les oméga 3, 6 et 9.

La particularité de ces acides gras c'est qu'ils sont dits essentiels : notre organisme en a besoin pour bien fonctionner. Mais comme il ne les fabrique pas lui-même, c'est à nous de veiller à notre apport journalier.

Leur rôle bénéfique pour le cœur a été démontré en étudiant les populations japonaises et inuits, grandes consommatrices de poissons gras et moins touchées que la population mondiale par les maladies cardio-vasculaires. Leur rôle sur les dégénérescences neurologiques est quant à lui au stade d'études, même si les premiers résultats tendent à prouver que la voie est bonne. Ils font du bien non seulement à l'intérieur de notre organisme mais également à l'extérieur puisqu'ils agissent sur la qualité de la peau et plus particulièrement sur l'hydratation, première cause d'apparition des rides.

Les oméga 3

Ils fluidifient le sang, limitent les troubles du rythme cardiaque et diminuent les risques d'athérosclérose. Ils préviendraient la dépression et la maladie d'Alzheimer. (L'athérosclérose est le principal responsable de l'infarctus du myocarde, de l'accident vasculaire cérébral et de l'artérite des membres inférieurs. Elle se caractérise par une accumulation, sur la paroi des artères, de lipides, de graisses donc.)

Les plus connus sont au nombre de trois : l'ALA (acide alpha-linolénique), l'EPA (acide eicosapentaénoïque) et la DHA (acide docosahexaénoïque).

Sources d'acides gras oméga 3 : l'huile et les graines de lin, l'huile et les graines de chanvre, l'huile et les graines de citrouille, l'huile de krill, les huiles de poisson.

Les oméga 6

Ils jouent aussi un rôle important dans le bon fonctionnement des systèmes nerveux, cardio-vasculaire, immunitaire, ainsi que dans les réactions allergiques et inflammatoires et la guérison des blessures. Consommés en excès, les acides gras oméga 6 peuvent empêcher que les effets bénéfiques des acides gras oméga 3 se manifestent, notamment sur le plan de la protection cardio-vasculaire. Un excès d'oméga 6 peut aussi provoquer des douleurs et des maladies inflammatoires comme l'asthme ou l'arthrite.

Sources d'acides gras oméga 6 : l'huile de bourrache, l'huile d'onagre, la spiruline ou l'huile de cassis.

Les oméga 9

C'est un acide gras non essentiel, puisqu'il est produit naturellement par le corps. On n'a pas besoin de prendre de compléments. L'oméga 9 est principalement utilisé quand il y a une insuffisance en oméga 3, oméga 6 ou les deux. Quand le corps n'a pas assez d'oméga 3 ou d'oméga 6, il essaie de compenser en produisant des acides gras oméga 9 pour prendre leur place. Cependant, les dérivatifs en oméga 9 ne sont pas aussi efficaces que les oméga 3 ou les oméga 6 et notre santé va finalement en souffrir.

Source d'acides gras oméga 9 : huiles d'olive, de canola, d'arachide, de sésame, de soja, noix de macadamia, noisette, amande, pacane, noix de cajou, pistache, arachide, olive ou avocat.

Conclusion : on nous propose à prix fort des mélanges d'huiles et des suppléments d'acides gras oméga 3-6-9 en proportions « idéales ». On peut se poser des questions sur leur utilité réelle. Selon les experts, nous consommons déjà trop d'oméga 6, ce n'est donc pas la peine d'en rajouter. D'autant plus qu'ils nuisent au métabolisme des précieux oméga 3, qui, eux, manquent cruellement à notre alimentation.

Les oméga 9 ? Notre corps en fabrique. On peut aussi les trouver dans l'huile d'olive.

Bref pour faire court et comme souvent : notre santé est dans notre assiette ! À vous de jouer et de manger équilibré.

COURIR À JEUN, C'EST BIEN ?

Pour beaucoup, courir à jeun est souvent la solution idéale pour réussir à placer des séances d'entraînement dans un emploi du temps déjà surchargé. Avant que les enfants ne se lèvent, avant de partir au travail, bref, le matin c'est bien ! Qui plus est, dans le cadre d'une perte de poids, rien ne vaut une sortie à jeun si l'on en croit la littérature sportive. Mais qu'en est-il réellement ? Pourquoi ça marche ? Cela peut-il devenir une habitude ?

Lors d'une séance de sport à jeun, l'utilisation accrue des acides gras (graisses) peut être multipliée par cinq. Pour parler concrètement, la consommation est d'environ 30 g de lipides par heure pendant une séance de course à jeun contre une consommation de 4 g par heure après un petit déjeuner traditionnel. Encore plus intéressant, la consommation d'énergie se poursuit, même une fois l'activité physique achevée.

Mais il ne faut pas négliger un point qui a son importance si vous préparez une course : lors d'une activité physique à jeun le rythme cardiaque doit être compris entre à 50 % et 60 % du max. Il faut donc éviter de programmer des séances de fractionné ou de seuil. Le but de ces séances à jeun est de travailler son endurance tout en profitant de ce moment de la journée propice à l'affûtage. Elles ne peuvent donc venir qu'en complément des autres séances.

De même il ne faut pas prolonger ce type de sortie au delà d'1 h 30 d'effort. En l'absence de ravitaillement glucidique, le corps produit des corps cétoniques. Ces corps cétoniques sont des déchets issus de la dégradation des graisses et des acides aminés qui acidifient le milieu intérieur. Prolonger cet état appelé cétose peut s'avérer néfaste, voire dangereux pour la santé : fatigue accrue, récupération médiocre et même, dans les cas extrêmes, diabète et problèmes rénaux.

Et après : surtout ne sautez pas le petit déjeuner ! La mobilisation des corps gras (acides gras essentiels) et des protéines musculaires (acides aminés) vous obligent à compenser si vous ne voulez pas carencer inutilement votre corps.

Consommez aux repas suivants un surplus de yaourts, des protéines animales (volaille, poisson gras, œufs, jambon...), des céréales complètes des fruits frais (agrumes) et des huiles végétales riches en acides gras essentiels (olive, colza, noix).

Un point qui a son importance : vous ne devez pas utiliser cette méthode le matin d'une compétition ! Aucune étude sérieuse n'a prouvé l'efficacité de pratiquer une compétition à jeun !

Pour résumer, voici quelques conseils indispensables si vous décidez de vous mettre aux sorties à jeun :

① N'enfilez pas vos runnings au saut du lit ! Réveillez votre corps au moins une demi-heure avant de vous élancer.
② S'entraîner à jeun ne signifie pas partir le ventre vide. N'hésitez donc pas, si vous en avez envie, à boire un thé ou un café (tous deux non sucrés), 5 à 10 minutes avant l'effort. Si vous ne voulez pas boire chaud, de toute façon il faut vous hydrater.
③ Ne vous laissez pas tenter : évitez absolument de manger quoi que ce soit avant de partir

courir sinon vous avez toutes les chances de souffrir de troubles digestifs.

④ Multipliez les exercices d'assouplissement (fentes, jambes croisées...) avant de partir courir afin de donner un maximum d'élasticité à vos muscles engourdis. Ce n'est pas une séance au rabais ! Ce qui est valable avant l'est également après. Prévoyez quelques minutes pour les étirements après la course.

⑤ Accoutumez-vous lentement et progressivement à ce type d'exercice matinal auquel votre corps n'est certainement pas habitué.

⑥ Efforcez-vous donc de courir à allure modérée (vitesse endurance).

⑦ Ne dépassez pas une heure d'activité physique, sinon vous vous exposeriez à une sévère hypoglycémie.

⑧ Deux entraînements à jeun par semaine sont amplement suffisants pour atteindre rapidement votre poids de forme si vous avez un ou deux kilos à perdre.

⑨ Choisissez un parcours en boucle. En cas de défaillance, vous serez ainsi tout proche de votre domicile. Ne forcez pas si vous ne vous sentez pas bien ! N'hésitez pas non plus à partir avec une ceinture munie de petites gourdes pour pouvoir vous hydrater.

LE GÂTEAU DE BABOU

Préparation : 10 minutes
Cuisson : 10 minutes

Ingrédients

- 1 tasse de farine complète
- 1 tasse de flocons d'avoine
- 1 tasse de sucre roux
- 1 pincée de sel
- 1 tasse de lait 0 % ou lait de soja
- 1 paquet de levure alsacienne
- Quelques fruits secs ou dés de pomme, poire ou raisins secs…
- 1 c. à c. de 4 épices ou de cannelle

C'est enfantin… vous mélangez tous les ingrédients pour obtenir une pâte bien homogène et pas trop liquide (genre pâte à quatre-quarts). Moi je mets la pâte dans des petits ramequins en papier pour avoir des portions genre muffin. Je fais cuire 10 minutes à thermostat 6 (four préchauffé).
On peut en manger un ou deux au petit déjeuner, en collation, avant une compétition. C'est sain et délicieux.

Chapitre 6

Il est temps de s'y mettre !

Vous avez votre jolie tenue, vos belles chaussures aux pieds et vous ne rêvez que d'une chose : affronter le bitume ou le tour du lac. Seulement voilà, la dernière fois que vous avez couru c'était pour accéder au rayon chaussures de votre magasin préféré et être la première à retrouver la paire que vous aviez planquée la veille pour être sûre de ne pas la manquer...

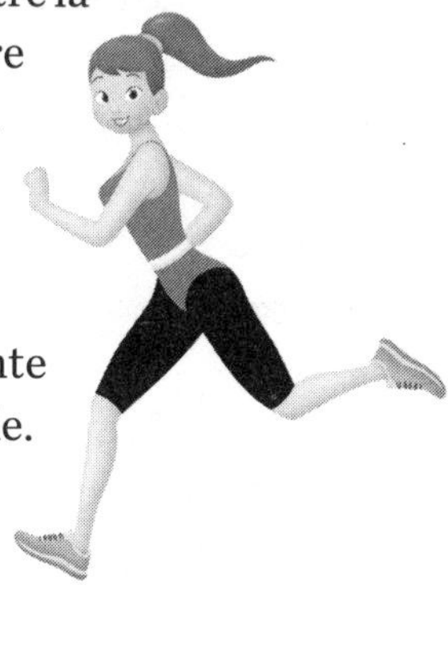

N'ayez pas peur, votre crainte de ne pas réussir est normale. Je suis passée par là et je vais essayer de vous éviter les erreurs que j'ai moi-même commises avant vous.

Première chose : on a toujours tendance à vouloir aller trop vite. Résultat : point de côté, épuisement et le sentiment d'être incapable de faire plus de 100 mètres.

Deuxième chose : on en veut toujours trop tout de suite. Ce n'est pas parce que votre meilleure amie fait cinq fois le tour de l'étang tous les dimanches qu'il faut tout de suite essayer de faire la même chose. Il faut être patiente. Il ne viendrait à l'idée de personne de chausser ses skis et de se lancer tête baissée sur une piste noire, non ? La course à pied, c'est la même chose. N'oubliez pas que c'est un sport comme les autres : il s'apprend et demande du temps. On estime qu'il faut environ deux mois pour commencer à être vraiment à l'aise et pouvoir envisager de suivre un plan pour votre première course.

Le plan idéal pour commencer :

- Essayez de courir trois fois par semaine au minimum pour voir les progrès arriver rapidement.

- Commencez par des sessions de 10 à 15 minutes.
- Ne raisonnez pas avec la distance, seulement avec la durée. La vitesse viendra avec le temps.
- Il faut toujours courir à l'aise, vous devez pouvoir parler à tout moment. C'est là qu'un cardiofréquencemètre peut vous être utile si vraiment vous ne trouvez pas votre rythme. Plusieurs amies coureuses ont été ravies d'utiliser ce type d'appareil car elles ont ainsi pu trouver leur rythme.
- Chaque semaine, essayez de rajouter 2 à 3 minutes à votre séance. En partant de 10 à 15 minutes la première semaine, vous devriez arriver à 30 minutes en continu au bout de deux mois.
- N'oubliez pas les étirements avant et après. Votre corps n'a pas l'habitude de ce type d'activité, il faut donc s'en occuper.
- Pensez à boire à l'arrivée.
- Si vous sentez l'envie de marcher, vous pouvez, mais fixez-vous une limite (je marche 30 secondes ou 1 minute pas plus, et je redémarre). Même moi, aujourd'hui, lorsque je pars pour mes footings d'entraînement, il m'arrive de marcher. Je trouve toujours un prétexte bidon du style « il faut que je me

mouche », « il faut que je trouve ma chanson préférée sur mon MP3 ». Donc pas d'hésitation ! Mais cela doit rester bref et ne pas se transformer en randonnée !

- Notez vos progrès sur le carnet d'entraînement (à télécharger : voir en dernière page). C'est toujours sympathique de voir que la durée de vos footings s'allonge au fur et à mesure.
- Planifiez à l'avance sur votre agenda vos sorties. Qu'on le veuille ou non, le fait de voir écrit sur votre agenda les heures et les dates prévues vous donnera un petit sentiment de culpabilité si vous ne les respectez pas.

Voilà, maintenant à vous ! Et rendez-vous dans deux mois pour le premier plan d'entraînement de votre première course.

3

VOS COURSES

Chapitre 7

Réussissez votre première course

Ça y est, vous êtes convaincue que votre salut passe par la course à pied et d'ailleurs vous vous êtes inscrite seule ou avec des copines pour votre première course. Je ne peux que vous féliciter de votre choix. Maintenant, il faut se préparer et je vais vous y aider. Le principe de ce plan est de vous permettre de finir votre première course dans les meilleures conditions possibles et de rentrer chez vous en portant fièrement votre médaille autour du cou.

VOTRE PLAN D'ENTRAÎNEMENT

semaine	Lundi	Mercredi ou jeudi	Samedi ou dimanche
1	20 min de footing + 8 x 30 s • 30 s 5 à 10 min de récupération en footing léger	30 min de footing + 5 min le plus vite possible + 5 min de récupération	45 min de footing
2	20 min de footing + 10 x 30 s • 30 s 5 à 10 min de récupération en footing léger	30 min de footing + 5 min le plus vite possible + 5 min de récupération	45 min de footing
3	20 min de footing + 10 x 30 s • 30 s 5 à 10 min de récupération en footing léger	30 min de footing + 5 min le plus vite possible + 5 min de récupération	45 min de footing
4	20 min de footing + 10 x 30 s • 30 s 5 à 10 min de récupération en footing léger	30 min de footing + 5 min le plus vite possible + 5 min de récupération	45 min de footing
5	30 min de footing de base	40 min de footing	1 h de footing + 5 min le plus vite possible + 5 min de récupération

semaine	Lundi	Mercredi ou jeudi	Samedi ou dimanche
6	20 min de footing + 14 x 30 s • 30 s 5 à 10 min de récupération en footing léger	30 min de footing + 5 min le plus vite possible + 5 min de récupération	1 h de footing + 5 min le plus vite possible + 5 min de récupération
7	20 min de footing + 12 x 30 s • 30 s 5 à 10 min de récupération en footing léger	30 min de footing + 5 min le plus vite possible + 5 min de récupération	1 h de footing + 5 min le plus vite possible + 5 min de récupération
8	20 min de footing + 12 x 30 s • 30 s 5 à 10 min de récupération en footing léger	30 min de footing + 5 min le plus vite possible + 5 min de récupération	1 h de footing + 5 min le plus vite possible + 5 min de récupération
9	20 min de footing + 5 x 100 m vite	20 min de footing + 5 x 100 m vite	**La première course !**

- Le footing doit se faire à une vitesse normale (pas trop rapide mais pas trop lente non plus). Pour celles qui utilisent un cardio, l'idéal est de se situer entre 120 et 140 pulsations.•
- Pour les séances de 30-30, il s'agit de courir le plus vite possible (mais raisonnablement !

il faut en enchaîner plusieurs pour que ce soit efficace) pendant 30 secondes puis de courir de nouveau tranquillement 30 secondes. On recommence le nombre de fois indiqué. Un petit truc : pensez à relâcher au maximum les bras (pas non plus pendants le long du corps...). Toute l'énergie que vous utilisez pour contracter le haut du corps est perdue pour le bas, dommage quand on court non ?

- Pensez à vous étirer à chaque fin de séance. C'est indispensable pour pouvoir faire vos séances régulièrement sans craindre les courbatures du lendemain. Attendez-vous, si vous ne pratiquiez que les footings tranquilles, à quelques courbatures nouvelles le lendemain. Vous avez fait travailler des muscles qui sont moins sollicités d'habitude. Rien d'anormal donc !
- Pensez aussi à vous hydrater pendant et après votre séance. Vous pouvez vous équiper d'une ceinture porte-bidon.
- Pour celles qui courent en salle, les séances de footing peuvent se pratiquer sur tapis, mais veillez à faire régulièrement des séances dehors. Les sensations sur route ne sont pas les mêmes et un tapis ne remplacera jamais une séance au grand air.

- Essayez de ne pas programmer vos séances juste après un repas, digestion et 30-30 font rarement bon ménage ! Autant les footings de 40 à 45 minutes peuvent s'envisager à jeun pour aider à une perte de poids, autant les séances de vitesse nécessitent de l'énergie. À vous de gérer cela au mieux avec votre emploi du temps.
- Ce plan est un plan classique de préparation pour toutes les courses allant jusqu'aux 10 km. N'hésitez pas à vous lancer et à vous préparer pour vivre pleinement votre première course !

COMMENT CHOISIR SA PREMIÈRE COURSE ?

Vous avez aujourd'hui l'embarras du choix ! Les courses se multiplient dans les villes, les campagnes, en montagne. Les féminines ont l'avantage d'être généralement très conviviales. N'allez pas me faire dire ce que je n'ai pas dit ! Bien sûr, les courses mixtes peuvent être tout aussi conviviales ! Mais il faut reconnaître que, souvent, les organisateurs font des efforts pour gâter le public féminin venu là pour passer un bon moment ensemble avant tout. Elles sont d'ailleurs souvent à but humanitaire et servent à collecter des fonds pour la bonne cause. J'ai toujours ma première médaille gagnée à La Parisienne et pour rien au monde je ne la donnerais.

Choisir de participer à une course va vous donner la motivation nécessaire pour suivre un entraînement un peu plus sérieux même les jours où le temps n'est pas top. Eh oui même sous la pluie on peut courir ! Et n'oubliez pas que cela peut faire une bonne préparation. Comme je le dis souvent, si votre rêve est de courir le marathon de New York, que vous passez plusieurs années à économiser pour que ce rêve se réalise un jour et que ce fameux dimanche arrive mais qu'il pleut, vous faites quoi ? Non vous ne repartez pas à votre hôtel en disant : « Mince alors mon brushing va être tout abîmé... » Non, non, vous foncez sous la pluie et vous en rigolez. Alors autant avoir déjà couru sous la pluie pour savoir, le jour J, quelle tenue sera la plus adaptée. Alors lancez-vous !

Chapitre 8

Petits conseils pour votre première grande course

Vous avez décidé de vous attaquer à votre première course de « grande » et je vous en félicite. 20 km de Paris, semi-marathon, marathon... Il y en a pour tous les goûts et pour tous les niveaux. Afin de vous éviter de faire toutes les erreurs que j'ai commises avant vous, voici quelques petits conseils ! Vous trouverez plus loin un plan d'entraînement complet, et en dernière page de ce livre, une adresse et un code pour télécharger vos carnets d'entraînement pour suivre votre progression.

Avant toute chose, il faut être prête à investir du temps et de l'énergie pour réussir son pari. Au niveau de l'entraînement, si vous désirez courir un marathon sans aucun objectif de temps, juste le finir, il vous faut partir sur une base de trois entraînements par semaine. Prévoyez deux séances d'endurance de 45 minutes en pensant aux étirements indispensables pour la récupération et une séance d'1 h 30 (idéalement ! commencez par une heure et allongez au fur et à mesure). Vous pourrez, au cours de cette séance plus longue, alterner endurance et résistance. L'idée est simple : pendant quelques minutes, vous essayez de courir un peu plus vite et de tenir la distance que vous vous êtes fixée. Ce n'est pas un sprint ! Vous calmez le jeu en courant plus tranquillement quelques minutes et, lorsque vous vous sentez mieux, vous recommencez. Partez également du principe que vous devez être capable de courir 42 km par semaine en 3 sorties sans fatigue avant de vous lancer dans l'aventure du marathon et que vous avez au moins bouclé un semi-marathon là aussi sans difficulté. Avant cela, ce n'est pas raisonnable.

La semaine précédant la course contentez-vous de deux petits joggings d'environ 30 minutes, idéalement placés le mercredi et le samedi (pour une course le dimanche).

Quatre jours avant la course, commencez à stocker du carburant : en gros mangez des pâtes... Non, je rassure tout le monde, on peut varier les menus avec du riz ou des pommes de terre. En revanche, limitez l'apport en graisse. Certains préconisent l'arrêt de la viande rouge pendant les trois jours qui précèdent, pour limiter les courbatures et les crampes. À vous de voir ! Si vous ne pouvez pas adopter le régime pâtes en raison de votre travail, n'hésitez pas à vous tourner vers les boissons type Malto que l'on trouve sur internet ou dans les magasins spécialisés. Elles permettent de stocker du glycogène de la même façon et sont quelquefois bien pratiques en l'absence de repas équilibré précourse.

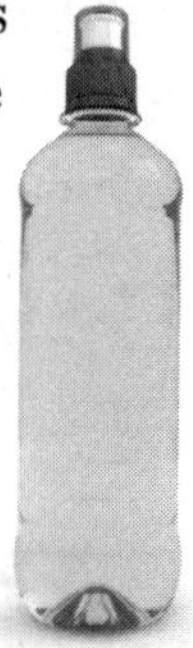

Pensez à boire régulièrement (de l'eau de préférence... la bière viendra après la course !).

LA VEILLE

Votre sac (à préparer la veille de préférence)

- Votre tenue de course (prévoyez plusieurs options si la météo est incertaine) et... vos chaussures. Rien ne doit être neuf. Vous devez avoir testé votre matériel avant. Pensez à acheter des chaussettes spécifiques pour marathon. On en trouve dans tous les magasins de sport et elles vous éviteront quelques désagréments.

- Une tenue pour l'échauffement. Si vous courez un grand marathon, il faut prévoir un vieux sweat dont vous vous débarrasserez au moment du départ. Certaines organisations distribuent des ponchos super moches mais super pratiques jetables au départ. Sinon, vous pouvez prendre un grand sac-poubelle que vous n'utiliserez pas pour vous échauffer, mais uniquement pour la période d'attente. Pensez aussi à la tenue d'après-course. On se refroidit vite, et l'idéal est de pouvoir se changer. Une paire de chaussures aérée peut être la bienvenue !
- Votre dossard et quatre épingles (votre puce est déjà sur votre chaussure, elle permet de mesurer votre temps).
- Une bouteille d'eau ou une boisson dite d'attente, que vous avalerez par petites gorgées toutes les 20 minutes entre votre dernier repas et le moment du départ.
- Un plan d'accès au site si vous ne connaissez pas du tout le lieu du départ.

- Votre ravitaillement personnel (gels, boissons énergétiques) que vous aurez testé à l'entraînement, placé sur une ceinture, que vous aurez également testée.
- Un ou deux pansements seconde peau pour les ampoules.
- Un peu d'argent.
- Un ticket de métro pour la journée pour celles qui veulent courir Paris.
- Un téléphone emballé dans un sac plastique.
- N'oubliez pas un détail : entre la transpiration et l'eau que vous risquez de renverser sur vous prenez un petit sachet qui se ferme hermétiquement pour protéger les choses qui pourraient ne pas supporter un arrosage intempestif.

Un menu type pour le dernier repas (la veille au soir)

- 1 petit bol de potage avec des légumes en morceaux.
- 1 grande assiette de pâtes cuites *al dente*, aux œufs et pas complètes de préférence, avec un mélange d'aromates et de petits légumes, juste arrosées d'un filet huile d'olive (champignons, épinards, persil, basilic, courgettes, thym...).

- 1 à 2 tranches de jambon blanc ou une part de viande blanche (escalope de volaille, blanc de poulet, une tranche de rôti de veau...) ou un poisson (suivant le menu de midi).
- 1 laitage (yaourt, fromage blanc...) sucré au miel.
- 1 fruit frais.
- 1 morceau de pain aux graines de céréales.

La dernière nuit

Ne cherchez pas à vous coucher plus tôt que d'habitude. Le stress du lendemain pourrait perturber votre endormissement. Si le sommeil ne vient pas, plutôt que de chercher à vous endormir à tout prix, ouvrez un livre ou regardez la télévision (votre film préféré par exemple) afin de vous concentrer sur autre chose, et le sommeil viendra naturellement. Surtout, évitez de recourir à des médicaments que vous ne connaissez pas. En disant cela, je pense plus particulièrement aux personnes qui pourraient envisager des somnifères pour lutter contre le décalage horaire. Ce ne serait vraiment pas une bonne idée... Ne vous inquiétez pas, la probabilité que vous vous endormiez en courant est vraiment minime et, à ma connaissance, cela n'arrive que sur des 24 heures ou des courses, très, mais alors très, très longues (oui, oui, vous avez bien lu 24 heures de course non-stop, ça existe !).

LE JOUR J

Le petit déjeuner le matin de la course

En pratique, pour un départ matinal, il faut un petit déjeuner non seulement facile à assimiler, donc pauvre en graisses, et riche en glucides, pour prévenir les défaillances glycogéniques, mais aussi comportant des aliments que l'on aime, car il est, du coup, pris très tôt. En effet, il doit être terminé 3 heures avant le départ de la course. (Je vous laisse imaginer l'heure pour les marathons américains partant à 6 heures du matin !)

Il peut, par exemple, être composé comme suit :

- 1 bol de thé (évitez le café pour son côté laxatif...) ;

- du riz au lait (réalisé avec du lait écrémé) ou des céréales avec un laitage ;
- du pain, des biscottes ou une part de biscuit de Savoie ou d'un gâteau diététique « énergétique » type gatosport ;
- un peu de miel, confiture ou compote ;
- 1 jus de fruit maison ou 1 fruit frais bien mûr ;
- 1 tranche de jambon maigre ou 1 œuf mollet.

Avant le départ

- S'hydrater suffisamment.
- Ne pas négliger le laçage des chaussures. Pensez à accrocher votre puce qui doit impérativement être à votre pied.
- Mettre un peu de crème antiéchauffement entre les cuisses et aussi sous les aisselles (au niveau du soutien-gorge). Vous pouvez appliquer une crème antifrottement sur vos pieds. N'hésitez pas à y aller franchement, vos pieds peuvent être encore blancs de crème avant d'enfiler vos chaussettes !
  Un conseil d'ancienne danseuse : si vous êtes sujette aux ampoules au niveau des doigts de pied (si vous avez constaté des zones irritées lors de vos footings d'entraînement n'allant pas forcément jusqu'aux ampoules), n'hésitez

pas à acheter des tubes de protections en pharmacie. Vous pourrez ainsi protéger préventivement vos doigts de pieds.

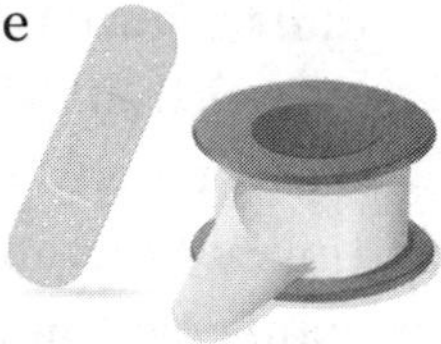

PENDANT VOTRE COURSE

L'échauffement est généralement réservé aux coureurs désireux de faire un temps. Vous aurez le loisir de vous échauffer pendant les premiers kilomètres de la course. Évitez juste de prendre froid, en vous couvrant jusqu'au dernier moment. Il m'arrive très souvent de partir avec un sweat et de m'en débarrasser au cinquième kilomètre lorsque le corps est chaud (dans une poubelle bien sûr, pas à terre !).

Ne partez pas trop rapidement, respectez votre rythme et ne variez pas celui-ci en début de course sous peine d'en payer la note un peu plus tard. Vous pouvez utiliser la méthode Cyrano, présentée ci-dessous.

Ne négligez pas les ravitaillements et, surtout, hydratez-vous. Buvez par petites quantités, mais régulièrement. N'oubliez pas une chose primordiale : il faut absolument boire avant d'avoir soif ! Les dégâts d'une déshydratation sont irrémédiables. Vous ne pourrez pas compenser au vingtième kilomètre ce que vous n'avez pas avalé au cinquième.

Une méthode qui a fait ses preuves : la méthode Cyrano

On l'appelle la méthode Cyrano, du sobriquet de son auteur, passionné de cent bornes et de 24 heures, originaire de Bergerac (eh oui, les coureurs sont parfois poètes...). Depuis 2004, Jean-Marc Dewelle teste l'alternance course-marche sur ces deux types d'épreuve et même sur marathon. Il en a tiré des conclusions intéressantes, et parfois même déroutantes, que l'on pourrait résumer à cette phrase « courir moins pour courir plus ». Pour faire simple, il préconise l'alternance course/marche pour permettre au corps d'encaisser plus facilement cet effort que beaucoup qualifient d'inhumain.

Pour résumer

Sur marathon : vous courez 24 minutes et vous marchez 1 minute si vous êtes en forme.

Autre solution : vous courez 14 minutes (ou 9 minutes en fonction de votre niveau et de votre objectif) et vous passez à 9 minutes de course pour 1 minute de marche pour la deuxième partie.

Certains se servent même de leur musique pour se donner des points de repères (j'en fais partie !) : trois chansons je cours, une chanson je marche.

Petit marathon mais grande émotion !

Beaucoup de coureurs choisissent souvent les grands marathons, je parle en nombre de participants, au détriment de marathons plus confidentiels. Pour ma part, j'adore alterner les deux. Ce qu'on vit sur un marathon de taille humaine est totalement différent. Cela peut avoir de nombreux avantages pour un premier. Être à côté de chez soi, avec sa famille présente, des ravitaillements sans bousculade, la possibilité de dormir dans son lit la veille (et croyez-moi ça compte un bon oreiller !). Plein d'arguments en faveur des « petits » marathons, terme que je n'aime pas trop utiliser puisqu'un marathon fait toujours 42 km et 195 m où que l'on soit dans le monde !

4

LES MISS « T'AS-MAL-OÙ » !

Oui je sais, ce chapitre n'est pas très gai mais il faut en parler. Courir peut entraîner des blessures. Cette partie n'a pas pour but de faire de vous des médecins, mais juste de vous donner des clés pour comprendre ce que le médecin vous dira et surtout vous faire prendre conscience que souvent elles peuvent être évitées par de simples gestes de bon sens ou de bonnes habitudes à prendre tout de suite.

Chapitre 9

Help !
Les petits bobos et comment les soigner

AMPOULE

Ce mot fait souvent peur, et combien de fois a-t-on entendu des coureurs dire « j'ai dû abandonner, j'avais trop d'ampoules... ». Commençons par le début et apprenons comment se forme une ampoule (appelée phlyctène dans le jargon médical).

La peau est composée de trois couches :

- l'épiderme en superficie ;
- le derme en dessous, qui contient les poils, les vaisseaux et le tissu fibreux ;
- l'hypoderme, composé de cellules graisseuses.

Lorsque l'on court avec des chaussures ou des chaussettes mal adaptées, la peau frotte contre le cuir. Elle s'échauffe et devient rouge à l'endroit du frottement. L'épiderme se décolle, une bulle se forme avec du liquide à l'intérieur : c'est l'ampoule.

Elle peut être très douloureuse. Le risque, si l'on continue à courir c'est que la bulle se perce. Il reste alors une ulcération qui est souvent elle aussi très douloureuse. Bref, vous l'aurez compris : l'ampoule ça fait mal !

Comment les éviter ?

- **1re chose :** le matériel inadapté est la principale source d'ampoules. Des chaussures trop grandes ou trop petites. Le conseil classique que l'on donne, c'est une à deux pointures au-dessus de sa taille « ville ». Comme j'hésitais, j'ai pris une taille et demie... Je chausse du 39 dans la vraie vie mais pour mes runnings je prends du 40 ½. Là encore, vérifiez bien à chaque fois vos sensations puisque, d'une marque à l'autre, le chaussant est différent et donc les sensations seront différentes.

- **2e chose :** les conditions atmosphériques. L'humidité peut aggraver l'apparition d'ampoules. Il faut donc penser à s'équiper de chaussettes appropriées qui, comme le textile « running », vont vous aider à évacuer l'humidité et éviter l'apparition d'ampoules. Elles sont aussi renforcées là où ça peut faire mal.

- **3e chose :** préparer ses pieds. Cela doit devenir une habitude ! Tout d'abord, un petit tour régulier chez le podologue, surtout en vue d'une course, peut être bien utile. Ensuite, il existe des crèmes dites antifrottement dans le commerce. Très grasses, elles protégeront vos pieds pendant la course et éviteront l'apparition d'ampoules. L'idéal est de ne pas attendre le jour J et de se préparer pendant les huit jours qui précèdent en se tartinant généreusement les pieds après chaque douche.

MES CONSEILS

L'ANTIGLAMOUR EFFICACE

Allez, un petit truc de filles pas très sexy mais très efficace : généralement je fais comme pour les stars et leurs mains, j'en mets avant de me coucher avec une paire de chaussettes...
Si vous voulez rester dans le bio à tout prix, pas de problème, le beurre de karité marche très bien également.

Le jour J, tartinage de rigueur... Il ne faut pas hésiter à en mettre beaucoup, surtout si vous partez pour votre premier marathon. Vos pieds n'auront jamais couru une telle distance et il faut à tout prix les protéger. Pour tout vous dire je finis les pieds blancs et j'essuie mes mains dans mes chaussettes retournées pour les tartiner elles aussi. C'est un peu comme cette fameuse crème pour les coups de soleil, il faut en saturer la peau.

Si vous découvrez une zone sensible sur des doigts de pied lors de vos sorties longues (même si ce ne sont que des rougeurs), n'hésitez pas à les protéger en prévention. J'utilise pour ma part des petits tubes de tissu avec silicone, il existe aussi des rubans adhésifs à cet usage que l'on trouve dans les magasins de sport.

MES CONSEILS

MIEUX VAUT PRÉVENIR

Ne négligez pas cela même si vous pensez que vos pieds sont résistants et en ont vu d'autres. J'ai fait la bêtise une fois de partir sur un semi-marathon sans respecter mon rituel pensant bêtement qu'ils étaient habitués maintenant qu'ils avaient couru plusieurs marathons. Résultat des courses, enfin de la course : deux ampoules énormes sous chaque pied… Je me suis jurée de ne plus jamais faire l'impasse !

Malgré tous ces conseils l'ampoule est là et bien là... En elle-même, elle n'est pas grave puisque c'est une réaction de votre corps à une agression extérieure pour se protéger. Le risque, c'est l'infection.

Il faut donc désinfecter mais pas avec de l'alcool ! L'éosine ou la Bétadine feront très bien l'affaire. Vous pouvez percer l'ampoule avec une aiguille désinfectée, laisser le liquide s'écouler puis désinfecter régulièrement. Les pansements spécifiques sont très efficaces et vous permettent souvent de pouvoir reporter des chaussures rapidement. Si votre ampoule ne voulait vraiment pas guérir, allez tout de suite chez le podologue. Il saura quoi faire !

Il y a des techniques de tannage dont vous entendrez peut-être parler ici ou là sur des forums, dans des articles, mais elles sont plutôt réservées aux coureurs d'ultra, ceux qui se lancent sur 100 km ou plus, et nous sommes loin de ce sujet dans cet ouvrage.

BRÛLURE OU IRRITATION

Il peut vous arriver sur une course de ressentir des brûlures dans des zones de frottement, généralement entre les cuisses et sous les bras. Pour les éviter, trois choses à retenir :

- Utilisez des textiles spécifiques, conçus pour éviter ce type de désagrément, il faut donc s'équiper.
- Utilisez les crèmes antifrottement, mais oui, les mêmes que pour les ampoules. Là encore, n'hésitez pas à badigeonner généreusement. Aucune honte à avoir puisque même les coureurs sur longue distance ont ce type de problème. Un exemple : sur le marathon de New York, des bénévoles de l'organisation distribuent à mi-parcours de la crème pour les coureurs non prévoyants.

- Testez votre tenue du jour J sur une sortie quelques jours avant. C'est d'autant plus indispensable si votre objectif est de courir votre premier marathon. Il ne faut surtout pas négliger ce point, même pour une course courte. Il ne faudrait pas qu'une couture mal placée gâche votre première course quand même !

CYCLE MENSTRUEL

Problème purement féminin s'il en est... Pour les règles, la course à pied, c'est un peu comme le stérilet à la progestérone : pour certaines c'est la fin de leurs ennuis, pour d'autres le début... Le point principal à retenir, c'est que la pratique normale de ce sport ne doit en rien modifier votre cycle.

Si vous voyez vos règles disparaître il faut le signaler à votre gynécologue en n'oubliant pas de lui préciser votre nouvelle passion pour la course à pied. À l'inverse, vous pouvez voir les saignements augmenter ou se dérégler, là encore il faut en parler et s'assurer que ça ne cache pas autre chose.

Je pense que vous avez toutes conscience que courir avec une hémorragie, a fortiori quand c'est une course longue comme votre premier marathon, n'est pas l'idéal. N'hésitez pas là aussi à consulter et voir avec votre médecin si vous pouvez enchaîner deux plaquettes de pilules pour éviter vos règles le jour J.

CRAMPE

Ah ! la crampe qui fait peur, celle qui terrasse la coureuse à quelques centaines de mètres de l'arrivée... Il s'agit de contractions musculaires involontaires, de courte durée, mais toujours douloureuses. Les visages déformés des coureurs et des coureuses parlent d'eux-mêmes. Mais ça vient d'où, ces fameuses crampes, et surtout y a-t-il un moyen de les éviter ?

En fait plusieurs théories s'affrontent à ce sujet : celles des sportifs et celles des musiciens.

Pour les premiers, plusieurs facteurs entrent en jeu à savoir la chaleur, la fatigue musculaire, une mauvaise hydratation et la perte d'électrolytes (des sels minéraux en circulation qui jouent un rôle précis dans l'organisme. Ce sont le sodium, le potassium et le calcium).

La théorie des musiciens est que les crampes sont le résultat de mouvements répétitifs et durables. Le muscle est alors « surstimulé ». Mais si le muscle est fatigué, ce qui arrive évidemment lorsque l'on court longtemps ou de façon répétée (un plan marathon par exemple), le muscle réagit mal à cette accumulation d'instructions. Il se révolte en se contractant de façon incontrôlée et durablement, entraînant la douleur.

Comme aujourd'hui aucune théorie n'a vraiment gagné sur l'autre, les conseils que je vais vous donner considèrent que les deux sont valables !

① Ne négligez jamais les étirements, avant et après l'entraînement.
② Préparez-vous correctement à une course sans user votre corps « prématurément », respectez les jours de repos prévus dans les plans d'entraînement. Ils sont là pour aider votre corps à se régénérer et ainsi ne pas vous lâcher le jour J. Même si le jour de votre course vous voulez tout donner, restez

raisonnable et ne demandez pas à votre corps de fournir un effort qu'il ne connaît pas.

3. Si vous prévoyez de courir votre première course en plein été, à une heure chaude par exemple, prévoyez d'inclure dans votre plan des séances à une température proche de celle du jour J. Si votre course a lieu à 14 heures, ne faites pas tous vos entraînements à la fraîche au petit matin, habituez votre corps à courir avec de la chaleur. Il ne s'agit pas de faire toutes vos séances en plein cagnard, nous sommes d'accord, mais de temps en temps n'hésitez pas, même si c'est plus difficile et si vous n'arrivez pas à tenir vos temps.
4. Buvez ! Et surtout buvez tout de suite ! N'attendez pas d'avoir soif pour commencer à boire, c'est déjà trop tard. Pensez également à boire avant la course. Je sais que nous, les femmes, avons à gérer le problème « pipi avant le départ » ; mais il ne faut surtout pas négliger ça. Et puis vous allez voir, avec le temps on devient la pro des pipis discrets 10 minutes avant une course !
5. Pensez à sautiller tranquillement aux ravitaillements pour soulager vos muscles durcis par l'effort que vous êtes en train de fournir.

⑥ Si vraiment les crampes sont systématiques chez vous et donc handicapantes, allez voir du côté des chaussettes de compression. C'est totalement antisexy, je vous le concède, mais si j'en crois les utilisateurs ça marche !

DÉSHYDRATATION

Vous savez maintenant que l'hydratation est primordiale dans la pratique du sport, quel qu'il soit d'ailleurs. Vous devez penser à boire avant, pendant et après votre entraînement. Vous l'avez bien compris, mais vous voulez en savoir un peu plus. Alors Professeur Cécile va vous expliquer tout cela...

Un adulte sédentaire dépense environ 2 à 3 litres d'eau par jour qu'il élimine de façon naturelle par les urines, la transpiration, les selles mais aussi, et ça, on le sait moins souvent, la respiration. Cette eau, l'homme la trouve dans son alimentation, qu'elle soit liquide ou solide. Jusque-là tout va bien... Le problème se présente quand vous ajoutez une activité physique régulière qui entraîne plus de sudation, plus de respiration et donc plus de consommation d'eau. Il faut donc, en toute logique, apporter plus d'eau à votre corps qui en consomme davantage.

Alors là j'imagine très bien certaines d'entre vous se dire : « Comme je cours pour perdre du poids et comme je fais de la rétention d'eau sur les cuisses, je n'ai qu'à courir sans boire et mon corps ira chercher l'eau qui lui manque direct là où j'en ai trop ! » Ne dites pas que ce n'est pas vrai, je l'ai déjà entendu...

Alors maintenant Professeur Cécile va se transformer en Docteur Cécile pour vous expliquer ce à quoi vous vous exposez en jouant à ça.

Si vous n'apportez pas assez d'eau à votre organisme, celle contenue dans le plasma sanguin, en toute logique diminue, rendant ainsi le sang plus épais. Comme le sang est plus épais, le cœur doit fournir plus d'efforts pour l'envoyer dans vos vaisseaux. La circulation sanguine devient alors plus difficile, particulièrement au niveau des capillaires. Et qui dit circulation sanguine difficile dit également diminution du taux d'oxygène et des nutriments. Le corps n'arrivera plus à éliminer correctement les toxines et le cœur va devoir battre plus rapidement pour maintenir la pression artérielle. Bref, tout ça pour dire que non seulement la cellulite ne va pas s'éliminer, mais en plus vous allez mal courir puisqu'on estime que la perte d'1 % de son poids en eau entraîne une baisse de 10 % de ses capacités physiques.

Mais ce n'est pas tout : les tendinites vont apparaître puisque l'eau, comme l'huile dans le moteur de votre voiture, sert de lubrifiant aux tendons, des calculs rénaux peuvent survenir (et croyez-moi, question douleur c'est dans le top 3 avec l'accouchement sans péridurale et la suppression des soldes d'été...), et bien sûr le coup de chaleur qui vous laissera sur le trottoir...

Ça va, je vous ai fait assez peur ? Vous la buvez votre eau ? Et surtout vous n'attendez pas puisque la capacité d'absorption de l'estomac est insuffisante pour compenser une perte en eau trop importante. En clair, quand vous commencez à sentir les effets de la déshydratation il est déjà trop tard.

Vous pouvez aussi avoir recours à des boissons isotoniques qui limiteront les risques liés à la déshydratation. On teste sa boisson avant de se lancer sur une course ! C'est comme pour la tenue et les chaussures. Si vous ne voulez pas vous fatiguer, le commerce propose également des boissons toutes prêtes qu'il suffit de diluer avec de l'eau.

RECETTES DE BOISSONS ISOTONIQUES MAISON

① 1 litre de thé type Earl Grey + 1 pincée de sel + 1 c. à s. de jus de citron + 30 à 80 g de miel d'acacia, suivant la durée de la course.
② Le jus d'1 orange et d'1 citron, 2 c. à s. de sucre, ½ c. à c. de sel, 1 litre d'eau.

Vous trouverez de nombreuses recettes testées et approuvées par des coureurs sur internet. À vous de tester celle qui vous convient le mieux.

HYPOGLYCÉMIE

Nous, les femmes, connaissons généralement bien ce petit coup de moins bien en fin de matinée, conséquence directe de notre petit déjeuner sauté allègrement ou réduit à sa plus simple expression puisque souvent notre vie de *Super Woman* ne fait pas rimer brushing avec tartines... Alors, s'il est facile de se planquer derrière son écran en attendant la cantine ou de faire semblant de plonger dans un dossier super-épais alors qu'on dort derrière, ses mains jointes sur le front, il en est autrement de gérer ce problème pendant une course.

Aucune excuse du côté de la génétique pour ce problème, non je vous arrête tout de suite, on ne fait pas de l'hypoglycémie parce que sa grand-tante Berthe en faisait ! Elle résulte d'une mauvaise gestion de son alimentation avant et pendant l'effort et puis c'est tout.

Les symptômes

Pour faire simple, le cerveau c'est comme une voiture, ça ne peut manquer ni d'essence, ni d'huile, en clair ni d'oxygène, ni de glucose. Si le taux de sucre dans le sang devient trop bas, le cerveau cale et vous plante en pleine campagne sur un petit chemin où le réseau ne passe pas bien sûr.

Vous pouvez ressentir dans le désordre : palpitations, nervosité, agressivité, chaleur, transpiration et tremblements. Vous pouvez avoir du mal à vous concentrer, à vous exprimer, avoir des problèmes de vision et cela peut aller jusqu'à l'étourdissement. Vous avez envie de chocolat, de gâteaux, rarement de quinoa et de graines germées...

Ce qui peut vous arriver dans la vie de tous les jours est évidemment d'actualité dans votre vie de sportive.

Il existe alors deux types d'hypoglycémie qu'il convient de connaître si on veut lutter contre elles efficacement :

- **L'hypoglycémie réactionnelle :** on mange du sucre juste avant un effort pensant bien faire alors que le corps est à jeun depuis plusieurs heures. Le taux de sucre s'élève rapidement dans l'organisme qui, en réaction, sécrète de l'insuline qui, à son tour, fait chuter le taux de sucre. Le résultat est à l'inverse de ce que l'on voulait obtenir.
- **L'hypoglycémie que j'appelle domino** (résultat d'une succession d'événements) : à la fin de votre exercice physique, votre corps

a épuisé les réserves de glycogène présentes dans les muscles et le foie, et il va chercher le chercher dans le sang.

L'hypoglycémie peut également survenir en fin d'exercice lorsque les réserves en glycogène (muscles et foie) sont épuisées et que le muscle utilise le glucose du sang. Là encore, c'est vous la responsable puisque vous n'avez pas fourni suffisamment de réserves à votre organisme dans les jours précédents ou pendant l'effort, même si celui-ci est long, pour éviter l'hypoglycémie.

Lorsqu'elle apparaît, vous n'avez pas le choix : il faut ralentir l'allure et avaler des boissons sucrées régulièrement.

Si les ravitaillements sont généralement espacés de cinq kilomètres sur marathon ce n'est pas un hasard. Ne sautez jamais l'un d'eux sous prétexte de gagner quelques secondes, vous serez perdante à la fin. Vous pouvez gérer vos ravitaillements toute seule avec votre propre alimentation que vous emporterez dans votre ceinture faite pour ça. Vous pourrez utiliser des gels, qui sont destinés à apporter du sucre rapidement à votre organisme. N'oubliez pas qu'il faut boire avant de les ingérer et après pour qu'ils soient efficaces. Et vous faites d'une pierre deux coups : pas d'hypoglycémie, pas de déshydratation ! Là encore, comme d'habitude, pensez à les tester en sortie longue avant de vous lancer sur une course avec ce type de produit.

Si vous avez prévu de faire une grande balade en courant le dimanche matin, là encore pensez à « charger » en glucides la veille. En français cela veut dire : mangez des pâtes, du riz, des pommes de terre, bref le bol de soupe et au lit on oublie !

POINT DE CÔTÉ

Comme les crampes, le point de côté est la terreur de la coureuse. Et comme il concerne autant les pros que les débutantes, il faut donc s'y attarder un peu.

Les localisations : eh oui, le point de côté n'est pas forcément une douleur sur le côté...

Il existe donc :
- les points claviculaires (droits ou gauches),
- les points sous les côtes (droits ou gauches),

- Les points aux intestins,
- les points à l'estomac.

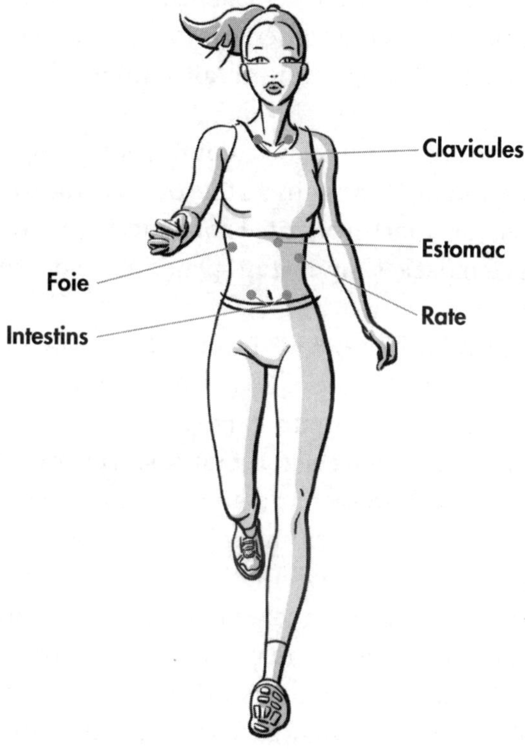

Et qui dit emplacement différent dit également cause différente !

Pour les points de côté claviculaires et ceux situés au niveau des côtes, l'origine est circulatoire ou musculaire. Le diaphragme pourrait être à l'origine de cette douleur si désagréable qui fait souvent penser à une « crise cardiaque ». Trop sollicité par les efforts respiratoires, il se contracte et fait souffrir.

Certaines théories émettent l'hypothèse d'un engorgement sanguin du foie ou de la rate qui, là encore, perturberait le bon fonctionnement de ce muscle si important pendant la course.

Comment lutter ? Maintenant que vous en connaissez la cause, vous comprenez mieux pourquoi la douleur s'arrête généralement quand vous marchez. Il faut respirer profondément en marchant pour soulager votre diaphragme. Si vraiment la douleur se situe au niveau des clavicules, essayez une autre méthode : comprimez votre foie avec votre main et inclinez-vous à droite en soufflant profondément. Faites la même chose pour la rate et inclinez-vous à gauche. Si vous ne constatez aucun soulagement et si cette douleur est systématique, pensez à consulter votre médecin traitant.

Les points de côté aux intestins sont généralement la conséquence directe d'une dilatation de gaz au niveau du gros intestin. Oui, je sais, on a vu plus glamour... Mais bon, il faut bien appeler un chat, un chat... Le problème c'est que votre corps réagit comme il peut à l'effort que vous êtes en train de lui demander. Il doit se fixer des priorités, et quand vous courez, la sienne est d'irriguer convenablement vos muscles et, conséquence directe de tout cela, il néglige le système digestif.

Cette explication s'applique également aux points de côté situés au niveau de l'estomac. La douleur se situe sous le sternum et au-dessus du nombril.

C'est pour ça qu'on vous conseille de ne pas courir en pleine digestion et d'appliquer la règle des 3 heures.

Si les réveils très matinaux vous posent un problème, un jour de course, vous pouvez avoir recours à des produits appelés gatosport qui ont la particularité de s'assimiler plus rapidement qu'un petit déjeuner normal.

Si, là aussi, des douleurs persistent, mieux vaut en parler à votre médecin.

PAUSE PIPI

Ne croyez pas que ce sujet soit secondaire et n'ait pas sa place ici. Figurez-vous que beaucoup de femmes ne vont pas sur des courses officielles à cause de ça. Combien de fois m'a-t-on posé la question : mais comment tu fais pour faire pipi avant le départ ? Depuis deux ans que je cours sérieusement je suis devenue la pro du meilleur endroit pour se soulager 10 minutes avant le départ. Je compte d'ailleurs publier rapidement un guide sur ce sujet, ô combien important. Plus sérieusement ce n'est pas parce que cela est plus compliqué pour une femme qu'il faut arrêter de boire 2 heures avant de partir. Reportez-vous au paragraphe sur la déshydratation et vous comprendrez. Honnêtement, je suis devenue assez sans gêne, je rentre dans les cafés, dans les hôtels qui disposent souvent de toilettes dans le hall et je dégaine mon plus grand sourire. Je n'ai jamais eu de refus. Je le fais même pendant les courses ! Ah ! le petit café en bas de la côte des gardes sur la fameuse course Paris-Versailles... Je pense qu'ils parlent encore du jour où une furie transpirante est entrée chez eux pour quelques minutes... Ne négligez pas non plus les parkings qui ont souvent des toilettes publiques.

J'ai plein d'histoires avec mes aventures et mes copines aussi...

Profitons également de ce petit sujet léger comme une vessie vide pour parler d'un sujet un peu plus important que sont les fuites urinaires. Dans le cas de la course à pied il s'agit généralement d'incontinence d'effort. N'hésitez pas à en parler à votre médecin traitant ou à votre gynécologue. Ils sont là pour ça et des solutions existent. Si vous venez d'accoucher, soyez prudente, attendez l'accord de votre médecin pour rechausser vos runnings. Mieux vaut patienter quelques semaines de plus, que tout soit bien remis, avant de se lancer sur le bitume.

Chapitre 10

Les blessures

On ne parle plus de petits bobos mais de vraies blessures qui peuvent entraîner l'arrêt de la pratique de votre sport préféré, traitement médical, kiné et autres réjouissances. Il ne faut pas négliger la prise en charge de ces pathologies. Mieux vaut s'arrêter 15 jours que de se retrouver un jour sur une table d'opération avec des conséquences beaucoup plus graves. Apprenez à vous écouter, sachez couper quand il le faut. N'hésitez à pas à remplacer une séance par du vélo ou un petit tour à la piscine si vous ne le sentez pas. Votre corps doit devenir votre ami et non votre ennemi. Il peut vous emmener vraiment très loin si vous vous occupez bien de lui.

Ce chapitre sera un peu plus technique que les autres mais c'est difficile de trop simplifier sans risquer de banaliser ce sujet.

L'ENTORSE

À l'occasion d'une chute ou d'un mouvement de torsion exagéré, vous pouvez vous faire deux types d'entorse :

- la bénigne où vos ligaments stabilisateurs de l'articulation en question s'étirent ;
- la grave où, là, vos ligaments se déchirent.

L'entorse peut toucher toutes les articulations, et nécessite d'être soignée pour éviter les récidives. Il est impératif d'arrêter immédiatement la pratique de votre sport préféré même si la douleur s'atténue. Ne pas le faire ne pourrait qu'aboutir à une aggravation de l'entorse.

Comment la reconnaître ?

Une douleur vive, assortie parfois d'un léger craquement qui est généralement le signe de la déchirure du ligament. Elle s'accompagne d'un gonflement rapide et d'une coloration bleue violacée de la zone, signe extérieur de l'hématome.

Comment la traiter ?

L'urgence est d'appliquer du froid. Vous pouvez prendre l'habitude d'avoir dans votre congélateur des poches de froid que l'on achète dans les pharmacies. Il faut vérifier qu'il n'y a pas de fracture en consultant votre médecin traitant. Si l'entorse est bénigne, une simple immobilisation à l'aide d'une contention souple ou plus rigide comme une attelle pendant quinze jours environ suffira. Pour les entorses plus sévères, il faut prévoir une immobilisation plus longue (environ trois semaines). Dans les deux cas il faut prévoir quatre à six semaines de rééducation pour récupérer force musculaire et amplitude des mouvements. Cela permettra également de limiter les risques de récidive. Je sais que cela peut paraître très long pour certaines mais le délai de récupération est primordial. Vous avez fragilisé la zone, il faut donc lui laisser le temps de se régénérer. Même si la douleur est partie, il faut être raisonnable. C'est comme les antibiotiques, si on vous dit huit jours, c'est huit jours...

Quelle prévention ?

Il ne faut pas se passer de l'échauffement et un bon renforcement musculaire permet de tonifier les muscles stabilisateurs qui entourent les articulations. Votre kiné, lorsque vous le consulterez pour la rééducation pourra vous indiquer les exercices à pratiquer.

LA LUXATION

Les deux extrémités osseuses de l'articulation se déboîtent à la suite d'un faux mouvement, d'un choc ou encore lorsque les ligaments stabilisateurs sont trop souples. L'hyperlaxité (élasticité excessive de certains tissus) est classique chez les femmes.

Comment la reconnaître ?

Une déformation importante et visible de l'articulation, associée à une douleur sévère rendant impossible tout mouvement de la zone concernée.

Comment la traiter ?

Il faut consulter de toute urgence et vérifier qu'il n'y a pas de fracture. S'il n'y a pas de fracture, le médecin pourra replacer l'articulation (vous savez comme dans *Urgences*... Ou alors vous faites comme Mel Gibson dans *L'Arme fatale*... Mais non je plaisante !). Dans les cas les plus graves ou de récidives (plus de trois fois par an), l'intervention chirurgicale peut être envisagée.

Quelle prévention ?

Comme pour l'entorse, l'échauffement et le renforcement musculaire sont incontournables.

LA BURSITE

Les articulations sont protégées par une poche remplie de liquide synovial destinée à garantir le glissement et l'amortissement. En cas de frictions et de chocs répétés, cette poche peut gonfler : on parle alors de bursite. Elle peut concerner toutes les articulations.

Comment la reconnaître ?

Une boule située au niveau de l'articulation. Le problème est qu'elle est généralement indolore sauf en cas d'infection.

Comment la traiter ?

Généralement les anti-inflammatoires sont utilisés pour limiter la sécrétion de synovie et suffisent pour faire disparaître la poche, mais on évite l'automédication. Parfois, dans les cas les plus graves ou de récidives, il faut envisager une ponction pratiquée sous anesthésie générale.

Quelle prévention ?

Il faut protéger les articulations avec des genouillères, par exemple.

LA TENDINITE

Un grand classique chez la coureuse, nous allons donc nous y arrêter plus longuement.

Le tendon est une structure anatomique qui relie un muscle à l'os. Chaque muscle a un ou des tendons à chaque extrémité. Il est formé de fibres solides, un peu comme une corde, qui sont parfois le siège d'une inflammation, c'est ce qu'on appelle la tendinite. Elle est due à un mouvement répétitif, parfois dans une mauvaise position, ou un effort soutenu, ou encore des vibrations mécaniques. Certains tendons sont entourés d'une gaine synoviale (qui permet d'éviter le frottement du tendon sur un os par exemple) : on parlera alors de ténosynovite.

L'inflammation chronique entraîne l'apparition d'une fibrose qui est un moyen de cicatrisation. La fibrose provoquera un épaississement du tendon, l'empêchera d'être totalement fonctionnel, les douleurs deviendront chroniques, le mouvement ne sera plus optimal, la guérison risquera d'être longue.

Une tendinite apparaît, la plupart du temps, en situation de sous-hydratation pendant ou en dehors des activités sportives et se manifeste donc souvent pendant l'effort, quand les muscles sont chauds. Une fois installée, celle-ci se rappelle constamment à votre bon souvenir dans les moindres faits et gestes du quotidien. S'il est facile de contracter une tendinite il est beaucoup difficile de s'en débarrasser.

Règle numéro 1 : boire pour « huiler » les articulations et nettoyer les tendons des mauvais cristaux formés par l'acide urique. On oublie les nouvelles théories qui disent qu'il ne faut pas boire plus et sa bouteille d'eau devient sa nouvelle meilleure amie.

Les taux d'acide urique et l'urée déterminent le niveau d'élimination des déchets issus de la dégradation alimentaire, et notamment des protéines. Un taux sanguin et urinaire élevé (hyperuricémie), constitue une des preuves flagrante d'une mauvaise hydratation, qui engendre une fatigue musculaire et un risque tendineux élevé. Bref le slogan « buvez, éliminez » prend tout son sens !

Quelques conseils

- Dès les premiers signes de pincements, mettez impérativement la zone concernée au repos, même bref.
- Buvez de l'eau diurétique (eau de source ou plate) pour « laver » les tendons de ses

impuretés en faisant baisser son poison principal : l'acide urique.

- Appliquez 3 glaçages/jour d'une durée de 20 minutes chacun sur la zone responsable des douleurs. En pratique : 1 sac plastique fin, genre sac à congélation, rempli de glaçons pilés, enrobés dans un torchon humide. Procédez par rotations douces sur et autour de la zone cible, sans brûler la peau, L'apparition d'une rougeur est normale.
- Les massages d'un kiné peuvent aider à l'élimination des cristaux.
- Les étirements passifs et actifs (stretching) suivis d'une bonne hydratation participent efficacement au drainage des toxines.

Si tout cela ne suffit pas, vous devez consulter un médecin du sport qui vous aidera à surmonter ce moment difficile, synonyme d'arrêt de votre pratique sportive.

LE SYNDROME DE MORTON

Il est facilement identifiable à la douleur fulgurante, comparable à une décharge électrique située généralement à la base du troisième et du quatrième orteil. Il s'agit habituellement d'un point situé entre la troisième et la quatrième tête métatarsienne, mais exceptionnellement le mal peut se localiser entre les autres doigts de pied. Il correspond à une compression d'un nerf plantaire entre les têtes métatarsiennes et est à l'origine de la formation d'un névrome (tumeur bénigne).

Comment le reconnaître ?

La douleur est souvent comparée à un coup de couteau ou une décharge électrique. Certains coureurs disent ressentir une sensation de brûlure qui s'étend aux troisième et quatrième orteils.

Comment le traiter ?

Le glaçage biquotidien peut soulager la zone douloureuse. L'usage des orthèses plantaires peut diminuer les contraintes sur l'avant-pied et corriger le trouble statique. Les infiltrations peuvent soulager durablement la douleur mais restent douloureuses, elles sont donc plus rares. En dernier recours, il reste la chirurgie.

LES CONTRACTURES

La contracture est un traumatisme bénin au début, qui arrive à la suite d'un entraînement intensif ou après des courbatures. Elles apparaissent généralement dans les cuisses, les mollets, les fesses et les gouttières vertébrales. Un muscle contracturé est raccourci, il va donc maintenir une tension permanente sur ses tendons au risque souvent de déclencher des tendinites. Si l'entraînement intensif se prolonge, les conséquences seront plus lourdes : élongation ou claquage. Ce n'est donc pas à négliger. La contracture, douloureuse au toucher, est facilement reconnaissable par les boules qu'elle provoque sous la peau.

De bons massages restent le meilleur traitement avec, bien sûr, le repos.

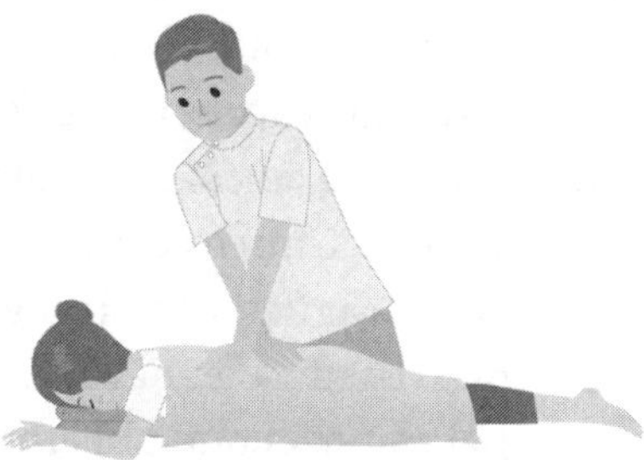

LES COURBATURES

Des observations au microscope électronique ont montré que les courbatures sont la conséquence de l'apparition de microdéchirures que l'organisme tente de réparer en créant une micro-inflammation locale temporaire.

Les antalgiques et les anti-inflammatoires sont efficaces sur les courbatures douloureuses, mais il ne faut pas oublier que certains de ces médicaments risquent de figurer dans la liste des médicaments dopants.

Vous entendrez ou lirez souvent dans la presse spécialisée qu'il faut « décrasser », à savoir courir le lendemain d'une épreuve, même si vous souffrez de courbatures, pour vous aider à récupérer. En gros, traiter le mal par le mal... Après plusieurs consultations auprès de champions ou de coaches professionnels le son de cloche est tout autre. Pour eux, il faut à tout prix de mettre au repos après un effort important afin de permettre au corps de réparer les microtraumatismes. Courir avec des courbatures ne ferait que fragiliser davantage encore votre organisme, vos muscles et vous exposer à un retour de bâton beaucoup plus important.

La récupération fait partie de l'entraînement, elle est même primordiale.

LA FRACTURE DE FATIGUE

Ce type de fracture survient principalement chez les sportifs, à l'occasion d'efforts répétés et prolongés. Elle ne survient donc pas lors d'un traumatisme, d'une chute ou d'un choc mais « spontanément ».

Il ne faut pas confondre ces fractures de fatigue avec celles qui surviennent trop facilement chez les personnes ayant des os fragilisés, par exemple en cas d'ostéoporose. Dans le cas de la fracture de fatigue, l'os est normal mais mal sollicité.

Pour comprendre comment elle survient, commençons par un peu de biologie cellulaire et voyons comment se renouvellent les cellules osseuses. Un os est fait de trois couches : une membrane, une lame d'os très dense – l'os cortical – puis un os plus mou – l'os spongieux. Ce dernier contient la moelle rouge qui fabrique les cellules du sang. Le tissu osseux est formé d'un « ciment » riche en collagène et en sels minéraux, qui confèrent sa résistance à l'os, et de cellules. Grâce à ces dernières, le tissu osseux est vivant, en perpétuel remaniement.

Il y a trois types de cellules :

- les ostéocytes, qui élaborent la matrice de l'os,
- les ostéoclastes, qui détruisent les ostéocytes « fatigués »,
- les ostéoblastes, qui fabriquent de nouveaux ostéocytes de « remplacement ».

Quand vous pratiquez un sport de manière intensive, le tissu osseux a besoin de se renouveler plus vite. Or, les ostéoblastes ont du mal à suivre le rythme, alors que les ostéoclastes poursuivent leur activité de « nettoyage ». En conséquence, il peut se créer, sur les os portants, des lignes « déminéralisées », qui ne sont pas des fractures franches mais de microfractures, presque invisibles mais pourtant très douloureuses.

Les os le plus souvent concernés sont le tibia (à sa partie supérieure), le péroné, les métatarses (avant-pied) et, plus rarement, le calcanéum (talon), le bassin ou le fémur. La nature de l'os concerné est en relation directe avec le type de mouvement pratiqué par le sportif, souvent de haut niveau, et ces accidents se voient notamment pendant la préparation de grandes compétitions, mais pas seulement, et c'est pour cela que nous en parlons ici.

Quel traitement ?

Le repos est incontournable et sa durée dépend de la localisation de la fracture. Cependant, si l'arrêt total de l'activité en cause est fortement conseillé, une activité moins traumatique peut être envisagée, telle que la natation, l'aquagym, la bicyclette dans les cas de fractures du membre inférieur. Dans certains cas (col du fémur, astragale...), les béquilles avec interdiction d'appui seront imposées.

Dans d'autres localisations, c'est la douleur ressentie par la patiente qui permettra au médecin d'ajuster le traitement. La correction d'éventuels déséquilibres alimentaires ou hormonaux sera utile à la consolidation.

Quoi qu'il en soit, la reprise du sport ne s'effectue en règle générale qu'après un minimum de 3 mois de repos et l'obtention d'une consolidation osseuse contrôlée par radio. Mais les douleurs peuvent persister de nombreux mois supplémentaires. Il faut insister sur le fait que la reprise sportive se fera très progressivement, sur plusieurs semaines, après correction d'éventuels facteurs favorisant les fractures de fatigue.

Il ne faut vraiment pas négliger les signes pouvant indiquer un risque de fracture de fatigue, car la poursuite de l'activité physique peut entraîner une réaction locale importante, avec formation d'un cal osseux, de traitement plus difficile. Ce qui peut même parfois exiger un geste chirurgical.

Vous comprendrez aisément que le principal problème réside dans la difficulté du diagnostic. Une microfracture n'est pas visible au départ à la radiographie. Ce n'est que deux ou trois semaines plus tard que le trait apparaît de manière significative. Avant cela, seule une scintigraphie osseuse peut permettre de mettre en évidence une fracture de fatigue de manière très précoce.

Cette fracture de fatigue ne concerne pas seulement les sportives surentraînées : une sportive amateur, insuffisamment entraînée, pratiquant brutalement un sport à fond, peut aussi en être victime.

Ne négligez pas le fait que la fatigue et les douleurs qui suivent l'exercice ne sont pas toujours le signe d'une « bonne » séance d'entraînement ! Elles peuvent aussi être un signal d'alarme à écouter : il faut donc savoir adapter ses efforts à sa capacité et à son niveau d'entraînement. Ne prenez pas le risque de vous trouver privée de votre activité préférée !

Ce chapitre a fait le tour des principales pathologies dont peut souffrir une coureuse régulière. Vous pouvez courir des années sans qu'il ne vous arrive rien et, inversement, vous blesser alors que vous venez de commencer à courir. Mais bon, on ne va pas faire son Caliméro et se répéter sans cesse que la vie est vraiment trop injuste...

Je pense que vous avez remarqué plusieurs choses importantes qui ressortent de la lecture de cette liste peu engageante :

- **Le choix du matériel.** Pour éviter de se blesser, il faut d'abord bien s'équiper en trouvant la chaussure qui vous convient. Qu'elle convienne à votre meilleure amie ne veut pas dire qu'elle va vous convenir. C'est comme les hommes en fait : l'homme de votre vie ne vous convient qu'à vous seule et cela ne se fait pas d'aller emprunter l'homme de votre meilleure amie même si elle vous répète à longueur de journée qu'il est fantastique…

- **L'échauffement et les étirements :** ils sont indispensables, incontournables, bref, ils doivent absolument faire partie intégrante de votre entraînement. Il faut toujours s'échauffer un peu avant de partir, en marchant vite ou en trottinant doucement, comme il faut toujours faire une séance d'étirements dignes de ce nom à la fin de votre sortie.

TABLE DES MATIÈRES

VOS CARNETS D'ENTRAÎNEMENTS ET VOTRE TABLEAU DE SUIVI DE CONDITION PHYSIQUE À TÉLÉCHARGER !

Recevez immédiatement par e-mail des astuces en plus pour suivre votre progression au quotidien !

Rendez-vous vite sur la page :

http://quotidienmalin.com/running-feminin-malin

ou scannez ce code

Achevé d'imprimer par Novoprint
Dépôt légal : juin 2015
Imprimé en Espagne